Eugene B. Nash
Lokale Leitsymptome

Lokale Leitsymptome

Ein homöopathisches Studienbuch

Dr. med. Eugene B. Nash

Völlig neu bearbeitet von
Dr. med. Jochen Schleimer

2., ergänzte Auflage

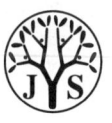 Sonntag Verlag Stuttgart

Die Deutsche Bibliothek – Cip-Einheitsaufnahme

Nash, Eugène B.:
Lokale Leitsymptome : ein homöopathisches Studienbuch / Eugene B. Nash. Völlig neu bearb. von Jochen Schleimer. [Aus dem Engl. übers. von Christopher Baker]. – 2., erg. Aufl. – Stuttgart : Sonntag, 1998
ISBN 3-87758-136-6

Aus dem Englischen übersetzt von Christopher Baker

Anschrift des Bearbeiters:

Dr. med. Jochen Schleimer
Waltramstr. 3

81547 München

Wichtiger Hinweis
Wie jede Wissenschaft ist die Medizin ständigen Entwicklungen unterworfen. Forschung und klinische Erfahrung erweitern unsere Erkenntnisse, insbesondere was Behandlung und medikamentöse Therapie anbelangt. Soweit in diesem Werk eine Dosierung oder eine Applikation erwähnt werden, darf der Leser zwar darauf vertrauen, daß Autor, Herausgeber und Verlage große Sorgfalt darauf verwandt haben, daß diese Angaben dem Wissensstand bei Fertigstellung des Werkes entsprechen.
Für Angaben über Dosierungsanweisungen und Applikationsformen kann vom Verlag jedoch keine Gewähr übernommen werden. Jeder Benutzer ist angehalten, durch sorgfältige Prüfung der Beipackzettel bzw. Firmenliteratur der verwendeten Präparate und gegebenenfalls nach Konsultation eines Spezialisten, festzustellen, ob die dort gegebene Empfehlung für Dosierungen oder die Beachtung von Kontraindikationen gegenüber der Angabe in diesem Buch abweicht. Eine solche Prüfung ist besonders wichtig bei selten verwendeten Präparaten oder solchen, die neu auf den Markt gebracht worden sind. Jede Dosierung oder Applikation erfolgt auf eigene Gefahr des Benutzers. Autor und Verlag appellieren an jeden Benutzer, ihm etwa auffallende Ungenauigkeiten dem Verlag mitzuteilen.
Geschützte Warennamen (Warenzeichen) werden nicht besonders kenntlich gemacht. Aus dem Fehlen eines solchen Hinweises kann also nicht geschlossen werden, daß es sich um einen freien Warennamen handelt.

ISBN 3-87758-136-6

© Johannes Sonntag Verlagsbuchhandlung GmbH, Stuttgart 1998

Jeder Nachdruck, jede Wiedergabe, Vervielfältigung und Verbreitung, auch von Teilen des Werkes oder von Abbildungen, jede Abschrift, auch auf fotomechanischem Wege oder im Magnettonverfahren, in Vortrag, Funk, Fernsehsendungen, Telefonübertragung sowie Speicherung in Datenverarbeitungsanlagen, bedarf der ausdrücklichen Genehmigung des Verlages.
Printed in Germany 1998
Satz und Druck: Gulde Druck GmbH, Tübingen

Inhaltsverzeichnis

Vorwort VI
Einführung VII

Gemüt XI
Kopf 11
Gesicht 21
Augen und Sehvermögen 27
Ohren und Gehör 37
Nase 43
Mund und Hals 51
Magen 63
Abdomen 73
Anus und Stuhl 81
Nieren und Harnwege 91
Männliche Geschlechtsorgane 99
Weibliche Geschlechtsorgane 105
Atmungsorgane, Respirationstrakt 115
Herz und Puls 125
Nacken und Rücken 131
Extremitäten 139
Schlaf und Träume 147
Fieber, Frost und Schweiße 153
Haut 161
Knochen 167
Allgemeinsymptome 171
Auslösende Faktoren und Modalitäten 185
Konstitution und Temperament 193

Anhang 201
   Nachschlageverzeichnis der
   Symptomenbereiche 203
   Arzneimittelverzeichnis 204
   Über den Autor 210
   Über den Herausgeber 211

Vorwort zur 2. Auflage

Bis 1983 war dieses Werk von EUGENE B. NASH im deutschen Sprachraum weitgehend unbekannt, während es bei englischsprachigen Lesern seit Jahrzehnten als „Lernbuch" überaus beliebt ist. Inzwischen konnte sich „der kleine Nash" auch bei uns Tausende von Freunden erarbeiten und empfiehlt sich weiterhin als beliebtes Anwender- und Lernbuch. Es vermittelt dem Anfänger in strukturierter Form eine solide Arzneimittelkenntnis und ermöglicht dem Fortgeschrittenen eine rasche Überprüfung seines Kenntnisstandes.

Im amerikanischen Original wurde das bewährte Kopf-Fuß-Schema eingehalten, ansonsten jedoch eine Anordnung der Mittel und ihrer Symptome gewählt, die die Zuhilfenahme mnemotechnischer Mittel verhindert und so einen größtmöglichen Lernerfolg in Aussicht stellt. Mit Rücksicht auf unsere etwas anders entwickelte pädagogische Tradition wurde dieses Konzept in dieser Ausgabe verändert:

> ➤ die Arzneimittel wurden alphabetisch geordnet
> ➤ und alle Symptome eines Mittels zusammengefaßt.

Ein maximaler Lernerfolg läßt sich nunmehr dann erzielen, wenn man jeweils die rechte oder die linke Spalte einer Seite abdeckt und versucht, die Mittel den Symptomen oder die Symptome den Mitteln zuzuordnen.

Um in Einzelfällen das Wesen der Symptome zu verdeutlichen, wurden diese um Aussagen Nash-verwandter klassischer Homöopathen ergänzt. Diese Ergänzungen sind deutlich gekennzeichnet (•), so daß der Anwender und Nutzer auch weiterhin das unverfälschte Originalwissen von Nash verfügbar hat.

Ich wünsche diesem „Homöopathie-Quiz", wie der Autor sein Buch selbst nannte, den verdienten zukünftigen Erfolg. Mit ihm soll das Erlernen und Anwenden der Homöopathie so richtig Spaß machen.

München, im Winter 1997/98　　　　　　　　Dr. med. Jochen Schleimer

Einführung

Es geht mir darum, in dem dritten Buch, das ich meinen Kollegen vorlege, die Leitsymptome vieler unserer Mittel so darzustellen (zur Einprägung ins Gedächtnis und Wiederauffrischen des Gedächtnisses), daß der Weg zum praktischen Verständnis unserer Arzneimittellehre sich so klar und so einfach wie möglich gestaltet.

Es ist für den Lernenden verwirrend und entmutigend, wenn er sogleich der fast endlosen Zahl der Symptome gegenübersteht, mit denen unsere Arzneimittellehren beladen sind.

Nicht allen Symptomen kommt die gleiche Bedeutung zu. Während in der Tat einige von ihnen von unschätzbarem Wert sind, sind andere wiederum völlig wertlos, da sie gar nicht die Wirkung der angeblich geprüften Substanz für sich in Anspruch nehmen können.

Dieses Ausleseverfahren, das Unechte vom Echten zu trennen, hat viele Jahre hindurch die sorgfältige Aufmerksamkeit der besten Beobachter unserer Schule in Anspruch genommen; eine Arbeit, die sich auch jetzt noch fortsetzt und während der kommenden Jahre andauern wird.

Nichtsdestoweniger müssen wir, als Lernende, mit dem Verläßlichen beginnen und als Praktiker das Bewährte zum Gebrauch zur Hand haben.

Seit dem Erscheinen meines ersten Buches erhielt ich viele Briefe, in denen ich gefragt wurde, wie ich selbst zu meinem praktischen Verständnis der Arzneimittellehre und der Therapie gelangt wäre.

Nun, ich las zunächst die Autoren, die die Wirkung der Arzneimittel vom pathologisch-physiologischen Standpunkt aus schilderten und erhielt damit eine wertvolle, wenn auch etwas knappe Grundlage. Das Verständnis für die Mittel und ihre Wirkungen in den feineren Schattierungen und eine praktische Kenntnis der Arzneimittellehre zum homöopathischen Verordnen eröffnete sich mir jedoch erst durch das Studieren und Auswendiglernen von „Hering's" „Characteristic Cards".

Danach studierte ich die Schlüsselsymptome von GUERNSEY und die „Therapeutischen Hinweise" von RAUE, LIPPE, DUNHAM, WELLS, usw. Diesen habe ich weitere hinzugefügt, bis die in dieser Arbeit enthaltene Anzahl erreicht wurde. Manche werden etwas gegen diese Art des Arzneimittelstudiums einzuwenden haben. Wie auch immer, ich halte diesen Weg für den besten. Man gelangt so zu einem gründlicheren und praktischeren Erfassen (vom HAHNEMANN'schen Standpunkt her gesehen) als auf anderen Wegen.

Einer der Gründe, warum soviel Unhomöopathisches verordnet wird, ist meiner Meinung nach der Umstand, daß der Lernende durch die Unzahl der Symptome, die in den größeren Werken zu finden sind, entmutigt wird. Aber das Studium der allgemeinen Wirkung der Arzneimittel, wie es die alten Schulen empfehlen, ist unzureichend. – Das Verordnen, das sich allein aus diesen Kenntnissen gründet, erbringt nur unbefriedigende Resultate.

Wie verfehlt ein solches Verordnen wäre, zeigt sich, wenn ein Patient z.B. die vier Leitsymptome von Arsenicum aufweist: „große Schwäche, starke Angst und Unruhe, brennenden Durst auf kleine Mengen kalten Wassers, Verschlechterung der Symptome zwischen ein und drei Uhr morgens."
Der erfahrene Homöopath weiß, daß es sich hier um wertvolle Hinweise zur Anwendung bei vielen verschiedenen Krankheiten handelt. Was hat aber der Name einer Krankheit oder die allgemeinen physiologischen oder pathologischen Wirkungen der Arznei mit der Krankheit zu tun?

Nach vielen Erfahrungen bin ich mir des Wertes solcher symptomatischer Hinweise zum Heilgebrauch der Mittel bewußt. Es ist daher mein Anliegen, diese so darzubieten, daß sie den jüngeren Kollegen zum Erlernen und dem beschäftigten Praktiker zur Auffrischung des Gedächtnisses in leicht zugänglicher Form zur Verfügung stehen.

Ohne Zweifel habe ich auch einige ausgelassen, die so wertvoll sind wie diejenigen, die ich aufgenommen habe; doch soll ein jeder nach seinem Gutdünken hinzufügen und somit seinen Beitrag zur Erweiterung der homöopathischen Erkenntnisse leisten. Die Namen der Mittel sind am Seitenrand so abgedruckt, daß sie mit einem Lesezeichen abgedeckt werden können. Dadurch ist es möglich, ein Symptom oder eine Gruppe von Symptomen zu „erraten", und das, was nicht richtig „erraten" wurde, sich hinterher einzuprägen. So werden die Symptome ins Gedächtnis aufgenommen.

Manche Symptome sind wiederholt unter verschiedenen Rubriken aufgeführt; z.B. Arsenicum album, „Erbrechen und Stuhl gleichzeitig", erscheint einmal unter „Magen", aber auch unter „Stuhl und Anus". Dies geschah der schnelleren Auffindbarkeit wegen, wenn man das Buch zum Nachschlagen bestimmter Rubriken verwenden will.

Ich bin der Meinung, kein Lernender sollte unsere Ausbildungsstätten verlassen dürfen, ohne 90% dieser Symptome zu beherrschen! Wäre dies der Fall, bedeutete dies eine große Förderung des Ansehens der klassischen Homöopathie. Unsere Verordnungskunst, die das Einzige ist, was uns als medizinische Schule hervorhebt, würde dadurch einen ungeheuren Fortschritt erfahren. – Ein guter Beginn auf dem rechten Weg ist ein immenser Vorteil.

Ohne mich für etwaige Mängel entschuldigen zu wollen, sind alle Leser eingeladen, Vorschläge oder Kritik anzubringen.

Diese Schrift ist über einen Zeitraum von dreißig Jahren entstanden, und ich hoffe, daß der Nutzen dieser Arbeit umfassend ist. Ich erlaube mir, diese Arbeit der freundlichen Aufnahme meiner Kollegen zu empfehlen, die ernsthaft um den Fortschritt und den Erfolg unserer geliebten Homöopathie bemüht sind.

Der Ruf nach einer neuen Auflage dieser „Abfrageschrift" ist das beste Zeugnis seiner Brauchbarkeit. Den 1785 Symptomen habe ich 215 weitere hinzugefügt, so daß es nun 2000 sind, und meiner Ansicht nach keines zuviel.

Ich möchte meinen Kollegen für die freundliche Aufnahme meiner Arbeit meinen Dank aussprechen.

Gemüt

Gemüt 1

ACIDUM HYDRO-FLUORICUM — Abneigung gegen die gesamte Umgebung, sogar gegen die eigene Familie; schickt die Krankenpfleger aus dem Zimmer.

ACIDUM PHOSPH. — Apathie, Gleichgültigkeit als Folge von lang anhaltendem Kummer oder enttäuschter Liebe. Große Gleichgültigkeit und Schwäche dem Leben gegenüber; lustlos.
- Kinder von sanftem Gemüt, die leicht weinen.
- Die Patienten verlieren bei Krankheit das Interesse an ihrer Umwelt.

ACIDUM PICRINICUM — Große Gleichgültigkeit, keine Willenskraft, fehlender Antrieb, auch nur das Geringste zu unternehmen.
- Neurasthenie, erotisch beschwingter Gemütszustand.

ACONITUM — Nach großem Schreck mit folgendem Zorn, besonders während der Regel (um eine Unterdrückung der Regel zu verhindern). Patientin sagt (u.a. während der Schwangerschaft und im Wochenbett) den Tag ihres Todes voraus.
- Furcht in Menschenansammlungen.
- Musik macht traurig.

AETHUSA — Große Schwierigkeiten, logisch zu denken oder sich zu konzentrieren. Überempfindlichkeit wechselt mit Raserei ab.

ANACARDIUM — Auffallende Gedächtnisschwäche, flucht grundlos, ist reizbar und widerwillig. Gedächtnisverlust.
- Haßerfüllt, mißgünstig, ohne moralische Hemmungen.
- Ernst bei lustigen Angelegenheiten.
- Hellhörig bis zur Halluzination.
- Unbeständig.

ANTIMONIUM CRUDIUM

Mondscheinsentimentalität; exaltierte Stimmung, ekstatische Liebe.
Hohe Reizbarkeit. Das Kind will weder angefaßt noch angeschaut werden.
Große Traurigkeit, jammervolle, elende Stimmung, Wechselfieber.
• Neigung zum Suizid durch Ertränken.

APIS MELLIFICA

Plötzliche, schrille, durchbohrende Schreie (sowohl im Wachzustand als auch im Schlaf).
Sehr beschäftigt, unstetes Wesen, wechselt häufig die Tätigkeit, ist aber ungeschickt und linkisch und läßt Gegenstände fallen, selbst dann, wenn er sich die größte Mühe gibt.
• Folge von Eifersucht.
• Ist schwer zufrieden zu stellen.

ARGENTUM NITRICUM

Stets in Eile (Drang zu schnellem Gehen), glaubt, die Zeit vergehe zu langsam. Stark ausgeprägte Impulsivität. Durchfall bei Erwartungsangst.
• Leicht erregbar.
• Glaubt, an einer schweren Krankheit zu leiden.

ARNICA

Patient hat Angst vor Menschen, die auf ihn zukommen (Berührungsangst).
Düster, mürrisch, spricht kein Wort.
• Große Empfindlichkeit gegen und Furcht vor Schmerzen.

ARSENICUM ALBUM

Nach häufigem, geringem Alkoholgenuß sieht der Patient Tiere und hört Stimmen.
Sehr große Angst und Unruhe; kann es auf einem Platz nicht aushalten (möchte von einem Bett ins andere).
Todesangst; Angst vor dem Tod, Angst, allein gelassen zu werden, starke Unruhe und völlige Erschöpfung.
• Kritisch; überkorrekt gekleidet.
• Von pedantischer Ordnung.

AURUM	Große Hoffnungslosigkeit, Gereiztheit; Tendenz zum Selbstmord; lebensmüde. • Zukunftsängste, wenig Unternehmungsgeist.
BAPTISIA	Gefühl, als ob die Teile des Körpers verstreut herumliegen würden. Kann nicht schlafen, weil die Teile nicht zusammengefügt werden können. • Abneigung gegen geistige Anstrengung. • Geringes Denkvermögen.
BELLADONNA	Angst vor eingebildeten Dingen; möchte davor weglaufen. • Lebhaft und guter Unterhalter, wenn gesund – grausam und delirant, wenn krank.
BISMUTUM	Alleinsein ist unerträglich; das Kind hält die Hand der Mutter fest (Stram.). Qualvolle Angst und Unruhe. Wechselt beim Sitzen, Gehen und Liegen ständig die Stellung.
BORAX	Beklemmung bei Abwärtsbewegung mit ängstlichem Gesichtsausdruck; z.b. beim Schaukeln, oder wenn die Mutter das Kind in die Wiege legen will. Erschrickt beim leisesten ungewohnten Geräusch (Aufschrecken und Hochfahren). • Furchtsamkeit beim geringsten Geräusch.
BRYONIA	Sehr reizbar und jähzornig; entweder fröstelnd oder rotes Gesicht und Hitze im Kopf. • Kinder mögen nicht getragen oder hochgehoben werden.
CALCIUM CARBONICUM	Verzweiflung; Zweifel an der Genesung, der sich bis zur Todesangst steigert und den Patienten Tag und Nacht quält. Angst, verrückt zu werden, oder Angst, durch Beobachtetwerden den Eindruck von Verrücktheit entstehen zu lassen.

Ängstlich, schaudernd; Furcht, sobald sich der Abend nähert.
• Lebensmüde alte Menschen

CALCIUM PHOSPH. Beschwerden verschlimmern sich, sobald der Patient daran denkt.

CANNABIS INDICA Sehr vergeßlich; beginnt einen Satz, vergißt aber seinen Inhalt, bevor er ihn zu Ende führen kann (Gedankenabreißen).
Lautes Gelächter; voller Späße und Heiterkeit mit anschließender Traurigkeit.
• Vergißt, was er sagen wollte.

CHAMOMILLA Übermäßige Reizbarkeit; bissig, kurz angebunden, kann nur mit Mühe höflich antworten.
Ruhelos, quengelig; das Kind beruhigt sich nur, wenn es getragen wird (was ihm Erleichterung zu bringen scheint).
Das Kind verlangt nach Dingen, die es aber ablehnt, sobald es das Verlangte bekommt.
Große Schmerzempfindlichkeit; glaubt, die Schmerzen nicht ertragen zu können.
• Patient möchte nicht angesprochen werden, lehnt es ab, zu antworten, duldet keinen in seiner Nähe.

CHINA Voller Pläne, Vorhaben und Ideen; besonders abends und nachts.
Mißlaunig; nicht zu beruhigen, will nicht gestreichelt werden, verweigert alles, was angeboten wird.

CICUTA VIROSA Übermäßiges Heulen und Stöhnen, handelt unüberlegt, bei allen Handlungen sehr heftige Bewegungen.

CIMICIFUGA Schwermut und Niedergeschlagenheit, die wie schwarze Wolken alles umhüllen. Angst, geisteskrank zu werden.

COFFEA	Bei unerträglichen Schmerzen, die zur Verzweiflung treiben. Nach plötzlichen, heftigen Gemütserregungen (besonders freudiger Natur)! Ekstase; voller Ideen, schnelles Handeln; Folge: Schlaflosigkeit. Alle Sinne schärfer; liest Kleingedrucktes mit Leichtigkeit. Gehör-, Geruchs-, Geschmacks- und Tastsinn enorm gesteigert, besonders stark ist das Sehvermögen ausgeprägt.
COLOCYNTHIS	Will weder sprechen noch antworten, weder seine Freunde noch sonst jemanden sehen. • Beschwerden durch Ärger: psychosomatische Beschwerden.
CUPRUM METALLICUM	Delirium; beißt in die Bettwäsche, in die eigenen Hände und in die Hände anderer. • Hysterische Blindheit. • Folge von Furcht.
DULCAMARA	Kann für nichts das rechte Wort finden. Undeutliche Sprache aufgrund einer geschwollenen Zunge; redet trotzdem unaufhörlich.
GLONOINUM	Verwirrung; weiß nicht, wo er sich befindet, bekannte Straßen erscheinen fremd, vergißt, auf welcher Straßenseite er wohnt. • Folgen geistiger Übererregung.
HEPAR SULFURIS	Überempfindlichkeit und Reizbarkeit, hastiges Reden, Trinken usw. • Impulsiv, leicht zu verärgern.
HYOSCYAMUS	Bewußtlosigkeit; Verlust des Seh- und Hörvermögens. Sieht aber Personen, die weder da sind noch je anwesend waren. Unfreiwilliges, lautes Gelächter. Murmeln, Zupfen an der Bettwäsche. Geilheit, Ekstase, deckt sich ab und entblößt sich, ohne Schamgefühl.

IGNATIA

- Nymphomanie.
- Folgen unglücklicher Liebe.

Traurigkeit, die von Schluchzen, Seufzen und Weinen begleitet ist. Will sich nicht trösten lassen, will allein sein.

Ist bei Wohlbefinden von freundlicher Natur; Lachen und Scherzen wechseln jedoch schnell mit Traurigkeit und Weinen ab (Nux Mosch.).
- Erschöpfung durch lange Trauer, langanhaltenden Kummer.

KALIUM BROMATUM

Nächtliche Angst bei Kindern; schreien, erkennen niemanden, lassen sich nicht beruhigen; in der Folge manchmal Schielen.

Gedächtnisverlust; Wörter müssen vorgesprochen werden, ehe es möglich ist, sie nachzusprechen.
- Stottern.

LACHESIS

Glaubt, einer übermenschlichen Macht unterworfen zu sein.

Große Traurigkeit, besonders morgens beim Erwachen.

Geschwätzigkeit, wechselt dauernd das Thema.
- Eifersucht.

LILIUM TIGRINUM

Ein beständiges Gefühl der Eile, wie von zwingenden Pflichten getrieben, dabei völlig unfähig, Pflichten zu erfüllen.
- Qualvolle Angst wegen seines Seelenheils.

MEDORRHINUM

Ist stets in so großer Eile, daß er dadurch ermüdet.
- Kann nicht sprechen, ohne dabei zu weinen.

NATRIUM MURIATICUM (CHLORATUM)

Traurigkeit und Weinen, begleitet von Herzklopfen; Trost verschlimmert die Beschwerden.
- Kind ist verschreckt, wenn es angesprochen wird.

NUX MOSCHATA Langsames Denken, Unentschlossenheit, wechselt ständig die Meinung, unfähig, konkrete Gedanken zu fassen.
• Hysterie mit Ohnmacht.

NUX VOMICA Beschwerden nach intensiver geistiger Arbeit.
Hypochondrie geistig Arbeitender (vor allem mit sitzender Lebensweise), die dabei über abdominale Beschwerden und Verstopfung klagen.
Überempfindlichkeit; fühlen sich durch ein falsches Wort schnell verletzt und erschrecken beim leisesten Geräusch. Totale Medikamentenunverträglichkeit; sogar solchen gegenüber, die nach sorgfältigster Prüfung zur Anwendung kommen.
• Bewußtlos infolge von Überempfindlichkeit gegenüber Gerüchen.

OPIUM Bewußtlosigkeit mit langsamer, schnarchender Atmung; Überempfindlichkeit gegenüber äußeren Eindrücken.
Trunkenheit, wie betäubt. Die Augen sind wie von starkem Rauch heiß, trocken und brennend.
Folgen von Schreck mit Angst, Krämpfen und Zuckungen um den Mund, heißer Kopf, Konvulsionen.
Folgen von Schreck, wenn die Angst zurückgeblieben ist.
Delirium; Reden, Augen weit aufgerissen, Gesicht rot und aufgedunsen.

PETROLEUM Glaubt, daß jemand neben ihm im Bett liegt, oder (bei Typhus) daß sich sein Glied verdoppelt habe.
• Verärgert über Kleinigkeiten.

PHOSPHORUS Ängstlich und furchtsam, besonders vor und während eines Gewitters.
• Rasche Auffassungsgabe.
• Schnell begeistert, rasch erschöpft, entmutigt oder gelangweilt.

PLATINA	Stolz, arrogant, hochmütig; schaut mit mitleidiger Verachtung auf alles und jeden herab.
PLUMBUM	Gedächtnisverlust; so daß beim Reden das richtige Wort nicht gefunden werden kann.
PSORINUM	Hoffnungslosigkeit; Zweifel an seiner Genesung; gibt alle Hoffnung auf und glaubt, an seiner Krankheit sterben zu müssen.
PULSATILLA	Von sanfter, nachgiebiger Natur; träumerisch, weint schnell, kann die Symptome vor Weinen kaum erzählen.
SEPIA	Abneigung gegen jegliche Beschäftigung; Gleichgültigkeit der Familie und Freunden gegenüber, reizbar, leicht verletzt, Gedächtnisschwäche (Gebärmutterleiden?).
SILICEA	Bei zaghafter, ängstlicher Grundstimmung und zu großer Nachgiebigkeit. • Agiert stets halbherzig.
STAPHISAGRIA	Hilft, wenn die Vorstellung sich zuviel mit Sexuellem beschäftigt. Auffallend heftige Reaktion auf belanglose Vorkommnisse; sehr verletzlich. Wirft angebotene Dinge entrüstet weg; verweigert bei Tisch das Essen der angebotenen Speisen. Große Entrüstung über die Handlungen anderer und über die eigenen. Macht sich wegen dieser Handlungen Sorgen. Dauernd um die Zukunft besorgt. • Folgen von unterdrücktem Ärger.
STRAMONIUM	Bei jungen Frauen oder Männern, die so hingebungsvoll oder hartnäckig beten, daß sie die Sympathie der gesamten häuslichen Umgebung erwecken. Neigung, unaufhörlich zu reden. Starkes Verlangen nach Licht und Gesellschaft. Erträgt es nicht, allein zu sein.

Gemüt 9

	Verlangt, daß man die Hand hält. Furcht beim Erwachen; so, als ob das erste, was er sieht, ihn erschrecken würde. • Abneigung gegen und Furcht vor Wasser.
SULFUR	Bei Melancholie; brütet über religiöse Fragen, hat Angst um sein Seelenheil. Gewöhnliche Gegenstände erregen außerordentliche Bewunderung (erhöhte Suggestibilität?). • Schmuddelig, verschlissene Eleganz.
VERATRUM ALBUM	Raserei, mit dem Verlangen zu zerschneiden oder zu zerreißen (besonders Kleider), verbunden mit sexueller oder religiöser Manie. Große Angst um das Seelenheil, Ausbleiben der Regel. Spricht entweder über die Fehler anderer oder gar nicht. Wird aber ausfallend, sobald er sich angegriffen fühlt. • Fühlt sich über seinen gesellschaftlichen Rang sehr unglücklich.

Kopf

Kopf 13

ACIDUM CARBOLICUM — Dumpfe Stirnkopfschmerzen mit Engegefühl, als ob ein Gummiband über die Stirn gespannt wäre.

ACIDUM PHOSPH. — Nacken- und Hinterkopfschmerzen in Folge nervlicher Erschöpfung oder übermäßiger Trauer oder Kummers.
Kopfschmerzen der Schulmädchen nach Überanstrengung der Augen.
• Auch bei Kindern, die zu schnell wachsen.

AETHUSA — Ausgeprägte Naso-labial-Falte.

AMYLINUM NITROSUM — Plötzlicher und heftiger Blutandrang zum Kopf und in das Gesicht, das stark gerötet ist; bisweilen schon durch die geringste Gemütsbewegung oder im Klimakterium auftretend.

APIS — Das Kind liegt apathisch da; Fieberwahn; plötzliche, schrille Schreie, knirscht mit den Zähnen, bohrt den Kopf in das Kissen; eine Körperhälfte zuckt, die andere ist schlaff oder spastisch; der Kopf ist naßgeschwitzt; spärlicher Urinabgang.

ARGENTUM NITRICUM — Schwindel mit Zittern und großer Schwäche der Extremitäten.
• Kopfschmerzen (meist halbseitig) durch geistige Überanstrengung oder Tanzen.

ARNICA — Hitze des Kopfes und des Gesichtes, aber Kälte des übrigen Körpers.
Vergrößerungsgefühl des Kopfes; so, als würde er von innen gedehnt (wie verlängert; Hyper.).
• Schock nach Verletzung des Kopfes.

BELLADONNA — Die Kopfschmerzen werden durch Vorwärtsbeugen verschlimmert, durch Zurücklehnen gebessert.
Schwindel beim Bücken oder beim Aufrichten; Fallen nach links oder rückwärts und plötzlichem Verlust des Sehvermögens, oder Flimmern vor den Augen.

Kopfschmerzen mit Einschnürungsgefühl im Hals – wie von einer Schnur – (Dr. WRIGHT).
Schwindel mit Übelkeit vom Rücken zum Nacken aufsteigend; Vorwärtsfallen nach Bücken, Fahren, Reiten oder Aufschauen zu hohen Gegenständen.
Starkes Klopfen der Hals- und Schläfenschlagadern, Schwindel, Ohrensausen, gerötetes Gesicht, erweiterte Pupillen.

BORAX Schwindel beim Treppenhinabsteigen.

BRYONIA Kopfschmerzen; verursacht durch das Waschen des erhitzten Gesichtes mit kaltem Wasser und durch die geringste Bewegung, Schmerzen beim Öffnen der Lider.
Schwindel mit Schläfrigkeit.

CALCIUM CARBONICUM Schwindel beim plötzlichen Heben oder Drehen des Kopfes; sogar im Liegen; beim Treppen- oder Bergsteigen.
Ein inneres und äußeres Kältegefühl in verschiedenen Teilen des Kopfes.
Jucken der Kopfhaut. Die Kinder kratzen die Kopfhaut, wenn man sie im Schlaf stört oder weckt.
Kopf zu groß; starkes Schwitzen.
• Später Schluß der Fontanellen.

CAMPHORA Pochende, wie Hammerschläge empfundene Schmerzen, die synchron mit dem Herzschlag auftreten.

CHAMOMILLA Warmer Kopfschweiß, der die Haare durchnäßt.

CHINA Kopfhaut berührungsempfindlich, die Haarwurzeln schmerzen, wenn das Haar bewegt wird.
Heftiges Klopfen im Kopf nach Blut- oder Flüssigkeitsverlust.
Schweregefühl; Verlust der Sehkraft; Ohrensausen und Ohnmachtsneigung.

Kopfschmerzen bessern sich, wenn der Kopf auf- und abwärtsbewegt wird.

CICUTA VIROSA Krämpfe infolge einer Gehirnerschütterung (Fokale Anfallsleiden).
Heftiger Schwindel, der den Patienten mit Fallneigung nach vorne umwirft.
Brennender Ausschlag im Gesicht und der behaarten Kopfhaut (Milchschorf).
Ständige Bewegungen des Kopfes (Zucken, Nachhintenwerfen, usw.), heftiges Muskelzucken.
Heftiges Schreien bei Gehirnerkrankungen.
• Restzustände nach Gehirnverletzungen.

CIMICIFUGA Nach außen drückende Kopfschmerzen; Gefühl, als sei das Gehirn zu groß.
Kopfschmerzen: Stirn-, Scheitel- und Hinterkopfschmerzen, Schmerzen in den Augäpfeln, bei Gebärmutterleiden. Besser durch Druck, schlechter durch Bewegung.

COCCULUS Heftige Kopfschmerzen; Liegen auf dem Hinterkopf ist unmöglich, muß also auf der Seite liegen, verträgt kein Licht; Geräusche rufen Übelkeit und Erbrechen hervor.
Schwindel; anfallsweise (wie betrunken), mit Übelkeit.
Alle Kopfsymptome werden durch Reden, Lachen, Weinen, Gehen, Fahren, Rauchen und Kaffeetrinken verschlimmert.
• Alle Symptome: Verschlimmerung durch Schlafmangel.

COFFEA Einseitiger Kopfschmerz; so, als würde ein Nagel in den Kopf geschlagen. Verschlimmert sich in frischer Luft.

CONIUM Schwindel, der sich beim Drehen des Kopfes, beim Hinlegen und Umdrehen im Bett verschlimmert.
Schwindel; schlechter im Liegen. Gefühl, als

würde sich das Bett und die Gegenstände im Raum im Kreis drehen.

CUPRUM Gehirnerkrankungen bei Kindern mit katarrhalischem Fieber, bei erschwerter Zahnung oder exanthematischen Erkrankungen.
Schwindel mit Müdigkeit und der Neigung des Kopfes, nach vorn zu sinken; durch Bewegung verschlimmert, durch Hinlegen gebessert.
Erkrankungen anderer Organe metastasieren zum Gehirn.

CYCLAMEN Gefühl der Verwirrung im Kopf oder Schwindel mit Abnahme des Sehvermögens.
Rasende Kopfschmerzen mit Flimmern vor den Augen; am Morgen beim Aufstehen.

DIGITALIS Schwindel mit sehr langsamem Puls.

DULCAMARA Beim Erwachen am Morgen schwindelig und taumelig mit Schwarzwerden vor den Augen, Zittern und Schwäche.

FERRUM Das Gesicht wird plötzlich feuerrot, besonders bei anämischen Patienten; Ohrenklingeln, Schwindel, Herzklopfen, Atemnot.

GELSEMIUM Starker Blutandrang zum Gehirn bei zahnenden Kindern.
Schmerzen vorwiegend im Hinterkopf; Besserung durch Hochlagern von Kopf und Schultern auf ein Kissen.

GLONOINUM Kopfschmerzen, als Ursache einer kürzlich erfolgten Sonnenscheineinwirkung.
Aufsteigende Kopfschmerzen; Gefühl, als ob sich das Gehirn in Wellen bewegen würde.
Völlegefühl im Kopf, spürt deutlich den Puls; Klopfen mit und ohne Schmerzen.
Hat Angst, den Kopf zu schütteln, da sich die Schmerzen verschlimmern und ein Gefühl verursachen, als ob der Kopf in Stücke fallen würde.

GRAPHITES	Brennende, runde Hautausbrüche am Scheitel. Kopfhautekzeme mit großen, schmutzigen Krusten, die schmerzhaft und druckempfindlich sind und das Haar verfilzen. Ein Gefühl, als ob der Kopf taub wäre und aus Mark bestünde.
HELLEBORUS NIGER	Benommenheit; bohrt den Kopf ins Kissen, der heiß und schwer ist. Der übrige Körper ist kalt. • Nach Kopfverletzungen, wenn **Arnica** nicht wirkt.
IGNATIA	Pochende, klopfende Hinterkopfschmerzen, die durch Stuhlpressen, Rauchen oder Tabakgeruch verschlimmert werden. Kopfschmerzen, als ob ein Nagel durch die Schläfe getrieben würde; Besserung durch seitliches Liegen. Kopfschmerzen; schlechter durch Rauchen, Schnupftabak oder den Geruch von Rauch.
IPECACUANHA	Schmerzen, als ob es im Kopf zu einer Quetschung gekommen wäre; fühlt die Schmerzen in allen Knochen des Schädels bis hinunter zum Zungengrund.
KALIUM BICHROMICUM	Vor den Schmerzen tritt Blindheit auf, vergeht aber, sobald diese einsetzen; das Sehvermögen kehrt mit den Schmerzen wieder.
KALIUM CARBONICUM	Haar auffallend trocken.
LAC DEFLORATUM	Migräne mit profusem Harnabgang und Gefühl von Eiseskälte am ganzen Körper, sogar in der Nähe eines Feuers.
LYCOPODIUM	Schwindel, morgens beim Aufstehen und danach, Hin- und Hertaumeln. Pochende Kopfschmerzen nach jedem Hustenanfall.

MEZEREUM

Ein Schaudern wie von einem Schock, in Schläfen und Brust (beim Husten).
Die Kopfhaut ist von einer dicken, ledrigen Kruste bedeckt, unter der sich Eiter ansammelt und die Haare verfilzt.
• Besonders als Folge von Impfungen.

NATRIUM CARBONICUM

Kopfschmerzen und Schwindel durch die geringste geistige Anstrengung.
Chronische Kopfleiden oder andere Beschwerden, die auf einen lang zurückliegenden Sonnenstich zurückzuführen sind.
• Nach zuviel Studium.

NATRIUM MURIATICUM (CHLORATUM)

Schmerzen, als ob der Kopf bersten würde; Gefühl von Klopfen oder Stechen, bis zum Hals und zum Brustkorb ausstrahlend, mit Hitze des Kopfes, Gesichtsröte, Übelkeit und Erbrechen; vor, nach oder während der Menses, oder während einer Fieberhitze; Abnehmen der Symptome nach Schwitzen.
• Kopfschmerzen bei anämischen Schulmädchen.

NUX MOSCHATA

Schnell gesättigt; Kopfschmerzen, sobald nur ein wenig zuviel gegessen wird.
Schmerzloses Pulsieren im Kopf; dabei Angst vor dem Einschlafen.
• Trockenheit von Häuten und Schleimhäuten.

NUX VOMICA

Kopfsymptome; schlimmer morgens, infolge geistiger Anstrengung, körperlicher Bewegung in frischer Luft, nach dem Essen, durch Wein oder Kaffee und Schlafmangel; besser durch Aufenthalt im warmen Zimmer, durch Ruhigsitzen oder Hinlegen.

PARIS QUADRIFOLIA

Gefühl, als wären die Augen an einem Faden befestigt, der sie nach hinten, zur Mitte des Gehirns zieht.

Kopf 19

PETROLEUM Bleierne Schwere im Hinterkopf, empfindungslos, Klopfen und Druckgefühl.
• Symptome schlechter während und nach dem Schlaf.

PLATINA Taubheitsgefühl im Kopf oder in den Schläfen, Jochbein oder Mastoid, so, als ob der Kopf eingeschnürt oder zu fest eingebunden wäre.

PODOPHYLLUM Rollt den Kopf während der Zahnung hin und her und stöhnt.
• Schielen infolge von Hirnkongestion.

PSORINUM Kopfschmerzen mit Hungergefühl; Besserung durch Essen.

PULSATILLA Drückender oder klopfender Kopfschmerz; Besserung durch äußeren Druck oder festes Einbinden.
• Bedürfnis, den Kopf mit Kissen hoch zu lagern oder die Hände darunter zu legen.

SANGUINARIA Periodisch auftretende Migräne, die im Hinterkopf beginnt, nach oben zieht und sich über dem rechten Auge festsetzt. Verschlechterung durch Licht und Geräusche, Besserung durch Ruhigliegen, Schlafen, oder wenn man den Kopf gegen einen festen Gegenstand drückt.

SENEGA Dumpfes Gefühl im Kopf; Druckgefühl im Auge, Sehschwäche.

SEPIA Die Schmerzen treten als heftige Stöße oder Schläge auf.

SILICEA Vom Nacken zum Scheitel aufsteigende Kopfschmerzen (Gels., Sang., Glon.).
Kopfschmerzen, die sich durch Geräusche, geistige Anstrengung und Erschütterung verschlimmern; durch festes Einbinden (Arg. nit., Puls.) oder warmes Einhüllen sich bessern.
Kopf naßgeschwitzt; besonders nachts; hüllt den Kopf gern ein.

SPIGELIA
Vom Nacken zum Scheitel aufsteigende Kopfschmerzen, die vom Rücken auszugehen scheinen.
Halbseitenkopfschmerz; ein oder beide Augen sind davon betroffen; Schmerzen werden durch Geräusche, Bewegung – besonders durch Bücken – verschlimmert.
• Schmerzen dauern vom Morgen bis zum Sonnenuntergang.

STANNUM
Neuralgische Kopfschmerzen; die Schmerzen steigern sich zu großer Intensität und nehmen dann allmählich wieder ab.

STAPHISAGRIA
Gefühl, als ob eine Kugel in der Stirn festsitze; sogar beim Kopfschütteln.

STRAMONIUM
Krampfartiges Hochzucken des Kopfes beim Liegen.
Schwindel; kann unmöglich im Dunkeln oder mit geschlossenen Augen gehen; taumelt dabei wie betrunken.
• Kopfschmerzen nach Spazierengehen in der Sonne.

THERIDION
Schwindel, mit Übelkeit und Erbrechen; verschlechtert sich durch die geringste Bewegung, beim Schließen der Augen oder Bücken.

VERATRUM ALBUM
Kältegefühl am Scheitel; so, als ob dort Eis liegen würde.

ZINCUM METALLICUM
Kopfschmerzen schon nach der geringsten Menge Wein.
• Mit Blindheit, die sich bessert, sobald sich die Kopfschmerzen bessern.

Gesicht

Gesicht 23

ACONITUM	Beim Aufsetzen wird das Gesicht totenblaß. Linksseitige Trigeminusneuralgie, Gesicht heiß und gerötet; Unruhe, Angst, schreit vor Schmerz.
AETHUSA	Die ausgeprägte Nasolabialfalte verleiht dem Gesicht einen angst- und schmerzverzerrten Ausdruck.
AGARICUS MUSCARIUS	Zuckungen der Gesichtsmuskeln und der Augenlider. • Blepharospasmus. Röte und Jucken; Brennen wie bei Frostbeulen.
ANTIMONIUM CRUDUM	Der Mundwinkel und Nasenlöcher sind wund, rissig und verkrustet. Chronisch eiternde Hautausschläge auf den Wangen.
ANTIMONIUM TARTARICUM	Krampfartiges Zucken in fast allen Gesichtsmuskeln. Gesicht blaß und eingefallen, oder zyanotisch.
APIS	Gesichtsödem; Augenlider geschwollen, mit Steifigkeitsgefühl. *Augen Unterlid geschwollen.* Erysipel, mit stark gerötetem, heißem, oder rosarotem, glänzendem Gesicht, entweder mit Berührungsempfindlichkeit oder mit stechenden Schmerzen.
ARNICA	Trockene Hitze im Gesicht; Nase und übriger Körper kalt.
ARSENICUM ALBUM	Todblasses Gesicht, ängstlich, gelblich-fahles, kachektisches Aussehen, gedunsen oder eingefallen, mit kaltem Schweiß bedeckt; Facies hippocratica. *Ars. hat das ganze Gesicht geschwollen wie nach Cortison.*
ARUM TRIPHYLLUM	Mundwinkel wund und rissig; zupft solange daran, bis sie bluten.
BAPTISIA	Das Gesicht ist heiß und von einer dunklen Röte; törichter Ausdruck.

Gesicht

BELLADONNA — Dick geschwollene Oberlippe, geschwollenes Zahnfleisch.
Gesicht entweder sehr rot und heiß; Schwellung einseitig oder im ganzen Gesicht.
Sichtbares Klopfen der Schläfen- und Halsschlagadern, Gesicht gedunsen und gerötet, kongestioniert.

CAMPHORA — Gesicht blaß, bläulich und kalt, oft hager; Gesichtsausdruck ängstlich und entstellt.

CARBO VEGETABILIS — Das Gesicht ist sehr blaß, von grau-gelber Farbe; Facies hippocratica.

CAUSTICUM — Eines der ersten Mittel bei der Behandlung einer Facialisparese (Gesichtslähmung) und Trigeminusneuralgie.

CHAMOMILLA — Eine Backe rot und heiß; die andere blaß und kalt.
Nässendes Gesichtsekzem, besonders am Kinn und um den Mund.
Gesichtsschweiß beim Essen oder Trinken.

CHELIDONIUM — Gelbfärbung des Gesichts, besonders der Stirn, Nase und Skleren.
• Mit Juckreiz.

CHINA — Gesicht blaß, hager und eingefallen. Die Augen sind eingesunken und dunkel umrandet.
Periodische Trigeminusneuralgie.
Außerordentlich starke Schmerzen mit Berührungsempfindlichkeit der Haut; meist zweiter oder dritter Trigeminusast.

CICUTA VIROSA — Dicker, weißlicher Schorf auf dem Kinn und der Oberlippe mit feuchter Absonderung; die Nase ist bisweilen ebenfalls davon betroffen.

CINA — Blasses Gesicht mit kränklich-fahlem Aussehen, besonders um die Augen.

Lachesis — Exophthalmus = hervorstehende Augen überhaupt Mitmenschen mit Worten und die Augen springen ihr beinahe aus dem Gesicht (auch Bell, Jodum) Lach ist ausgeprägter

Phos — große warme Augen, schön, leuchtend, magische Wirkung strahlt alle an

Gesicht

FERRUM METALLICUM	Das Gesicht wird plötzlich feuerrot, es treten Schwindel, Ohrensausen, heftiges Herzklopfen und Atemnot auf. Errötet bei der geringsten Gemütsbewegung. Das Gesicht ist aschfahl oder grünlich; beim Auftreten von Schmerzen oder anderen Symptomen wird es feuerrot.
GELSEMIUM	Steifigkeitsgefühl im Gesicht; Lippen trocken, rissig und aufgesprungen, Oberlippe geschwollen, Hautausschläge um den Mund.
GRAPHITES	Spinnwebengefühl im Gesicht. Nässendes Gesichtsekzem, besonders am Kinn und um den Mund.
HEPAR SULFURIS	Furunkel oder Pickel im Gesicht, an Lippen, Kinn oder Hals, die sehr berührungsempfindlich sind. • Wunden eitern leicht.
IGNATIA	Gesichtsschweiß beim Essen.
MERCURIUS VIVUS	Pickel; besonders im Gesicht, die einen bläulich-roten Hof aufweisen, aber nicht jucken.
MEZEREUM	Das Kind kratzt solange im Gesicht, bis es blutet; das Jucken verschlimmert sich nachts; es reißt die Krusten ab, wobei wunde Stellen zurückbleiben, auf denen sich dicke Pusteln bilden.
OPIUM	Unterlippen und Unterkiefer hängen herab. Gesicht aufgedunsen, dunkelrot und heiß, Unterlippe und Unterlider hängen herab.
PHOSPHORUS	Gesichtsödem; besonders der Lider und um die Augen.
PLATINA	Kältegefühl, Kribbeln und Taubheit der rechten Gesichtshälfte.
RHUS TOXI-CODENDRON	Mundwinkel geschwürig, eitrig-schmierige Ablagerungen und Beläge.

Kali-carb   Oberlid geschwollen
Sep, Lyc, Acidum nitricum: Unterlid geschwollen

	Bläschenausschlag im Gesicht; starkes Brennen, Schmerzen, Prickeln. • Besonders nach dem Waschen.
SANGUINARIA	Umschriebene Röte einer oder beider Wangen; die übrige Wangenpartie ist blaß-bläulich (bei einer Typhuspneumonie).
SEPIA	Gelbe Flecken im Gesicht; gelber Sattel über dem oberen Teil von Nase und Wangen.
SPIGELIA	Linksseitige Trigeminusneuralgie; dabei reißende, schießende oder brennende Schmerzen, besonders in den Wangenknochen, Unterkiefer und um die Augenbrauen oder im Augapfel; periodisch: die Schmerzen folgen dem Verlauf der Sonne; schlechter mittags durch Geräusche oder Bewegung.
SULFUR	Mitesser, schwarze Hautporen, besonders im Gesicht. Sehr rote Lippen; besonders bei Kindern. Lippen so rot und prall, als ob sie platzen würden.
VERATRUM ALBUM	Das Gesicht ist blaß, kalt und eingefallen; spitze Nase, Facies hippocratica, manchmal bläuliche Gesichtsfarbe. Kalter Gesichtsschweiß, besonders auf der Stirn. Gesicht im Liegen rot, wird nach dem Aufstehen blaß.

Augen und Sehvermögen

Augen und Sehvermögen

ACIDUM HYDRO-FLUORICUM
Gefühl, als ob ein kalter Wind durch die Augen blasen würde.

ACONITUM
Ist hilfreich, wenn kleine, spitze Fremdkörper in die Augen eingedrungen sind; sowohl vor als auch nach ihrer Entfernung.
Katarrhalische Augenentzündung, mit Rötung, dunkelroten Gefäßen und drückenden, schießenden Schmerzen in den Augäpfeln, besonders morgens; ohne Absonderung; Bindehautentzündung nach Aufenthalt in kaltem, trockenem Wind; ist für die erste Phase einer akuten Entzündung geeignet.
• Plötzlicher Visusverlust.

AMYLINUM NITROSUM
Vorstehende Augen, starrer Blick; Gefäßinjektion der Bindehäute und des Augenhintergrundes.

ANTIMONIUM CRUDUM
Entzündung und Rötung der Lider, Jucken der Augenwinkel, chronische Lidrandentzündung; bei reizbaren Kindern.

APIS
Hornhautentzündung mit starken Schmerzen, die durch das Auge schießen; Augenlider und Bindehäute sind geschwollen, blutunterlaufen und schmerzhaft, beim Öffnen der Lider kommt es zu Tränenfluß; lichtscheu.

ARGENTUM NITRICUM
Hornhauttrübung; Hornhautgeschwüre bei Neugeborenen; reichliche, eitrige Absonderung von den Lidern.
Ägyptische Augenkrankheit, die Bindehäute sind rosarot oder scharlachfarben, reichliche schleimig-eitrige Absonderungen.
Bei Lidrandentzündung angezeigt, wenn die Lider stark gerötet und dick geschwollen sind, sowie Granulationsbildung vorhanden ist.
Die Augenwinkel sind blutrot, die Caruncula geschwollen und wie rote Fleischklümpchen abstehend; der Druck stark gefüllter Gefäßbündel strahlt vom inneren Augenwinkel zur Corna aus.

ARNICA	Augenentzündung mit Blutaustritt nach Verletzungen. Netzhautblutungen; fördert die Resorption von Blutgerinnseln.
ARSENICUM ALBUM	Bindehautentzündung mit starker Röte und Trokkenheit der Lidinnenseite, schmerzhaftes Reiben gegen den Augapfel; (brennende Schmerzen). Augenlider ödematös, fest geschlossen, sehen aus wie mit Luft aufgeblasen. Der Tränenfluß ist brennend und wundmachend.
AURUM	Hemianopsie; die obere Hälfte des Sehfeldes scheint schwarz verhangen, die untere ist sichtbar (umgekehrt: Asa foetida). • Hervorstehende Augen (Protrusio bulbi).
BELLADONNA	Neuralgien der Augenhöhle, besonders des Nervus infraorbitalis, dabei rotes Gesicht und heiße Hände. Hyperämie, oder Entzündung des Sehnervs und der Netzhaut. Schmerzen der Augen und Lichtempfindlichkeit. Belladonna ist besonders geeignet, wenn die Beschwerden durch eine zerebrale Kongestion bedingt sind. • Optische Halluzinationen.
BRYONIA	Augenschmerzen (drückend, malmend), die sich durch Bewegung verschlimmern.
CALCIUM CARBONICUM	Hornhaut- und Bindehautentzündungen, die durch kaltes Baden oder Durchnässung entstanden sind; Verschlechterung bei feuchtem Wetter. Skrofulöse Hornhaut- oder Bindehautentzündungen, die von Pustel- oder Geschwürsbildung begleitet werden, sowie von Tränenfluß und Lichtscheu gekennzeichnet sind; Trübung nach akuten Entzündungen. Erweiterte Pupillen; häufig nach Sulfur beobachtet.

Augen und Sehvermögen

CAUSTICUM — Die Oberlider können infolge der fast vollständigen Lähmung nicht mehr hochgehalten werden und schließen sich.
• Flache oder verhornte Warzen auf den Augenlidern.

CEDRON — Heftige, schießende Schmerzen über dem linken Auge; periodische Supraorbitalneuralgien.

CIMICIFUGA — Schmerzen in den Augäpfeln oder in den Schläfen, die zu den Augen hin ausstrahlen; die Schmerzen sind dabei so heftig, besonders nachts, daß der Patient glaubt, davon verrückt zu werden (Ciliarneuralgie).

CINA — Die Sehkraft nimmt ab, verstärkt sich jedoch wieder, wenn die Augen gerieben werden.

CINNABARIS — Schmerzen über dem Auge, die vom äußeren zum inneren Augenwinkel ausstrahlen, oder auch Schmerzen, die um das Auge herum verlaufen, meist oberhalb, manchmal auch unterhalb. Die Schmerzen verschlechtern sich nachts.

COMOCLADIA — Starke Schmerzen des rechten Auges mit der Empfindung, als sei es wesentlich größer und stünde weiter vor als das linke.

CONIUM — Große Lichtempfindlichkeit ohne begleitende Entzündung der Augen; beim Öffnen der Augen sprudeln die Tränen hervor.
• Lähmung der Oberlider.

CROCUS — Ein schmerzhaftes Brennen der Augen, verbunden mit Trübsehen; tritt vor allem nach dem Lesen auf. Muß oft blinzeln und sich die Augen reiben, weil der Patient das Gefühl hat, als ob ein Film vor den Augen wäre.
Ein Gefühl in den Augen wie nach heftigem Weinen; so, als ob dauernd Wasser in die Augen fließen würde.

CROTALUS — Blutungen aus den Augen.

CYCLAMEN Sehschwäche, mit einem Gefühl von Nebel oder Rauch vor den Augen.
Sehschwäche, sieht Punkte vor den Augen; vor allem morgens beim Aufstehen.

DUBOISIA Völlige Akkomodationslähmung; Lesen bei jeder Entfernung unmöglich, sogar das Anschauen der Speisen während der Mahlzeiten ist oft aufgrund der Schmerzen unmöglich.
Hyperämie der Netzhaut und Akkomodationsschwäche.

EUPATORIUM Entzündung der Augäpfel.

EUPHRASIA Die Lider sind rot, geschwollen und von einer dicken, gelben, wundmachenden Absonderung bedeckt. Gleichzeitig kommt es zu einem reichlichen, brennenden und scharfen Tränenfluß, der auf den Wangen schmerzt und sie wund macht. Ein Gefühl, als ob die Hornhaut mit Schleim bedeckt wäre; dadurch wird das Sehvermögen beeinträchtigt und zwingt zu häufigem Schließen und Zusammenpressen der Lider.

GELSEMIUM Schweregefühl und Herabfallen der Augenlider; kann sie kaum öffnen oder offen halten.
Sehschwäche und Schwindel.

GLONOINUM Augen gerötet, vorstehend, erweiterte Pupillen, „wilder Blick", mit jedem Pulsschlag tanzen die Gegenstände vor den Augen.

GRAPHITES Entzündung der Lidränder und der äußeren Augenwinkel; trockener Schleim auf den Wimpern.

HEPAR SULFURIS Klopfende Schmerzen in den Augen oder den Lidern; durch Kälte oder kalte Luft verschlechtert, durch Wärme gebessert. Große Berührungsempfindlichkeit.
• Eitrige Entzündung des Auges und seiner Drüsen.

Augen und Sehvermögen

JABORANDI — Akkomodationsspasmen; Fernpunkt und Nahpunkt sind annähernd gleich. Alle entfernten Gegenstände erscheinen verschwommen. Mittelgroße Buchstaben sind in einer Entfernung von einem halben Meter zwar erkennbar, aber auch verschwommen.

KALIUM BICHROMICUM — Vor dem Auftreten starker Kopfschmerzen Blindheit oder Schwachsichtigkeit; mit Zunahme der Schmerzen nehmen die Sehstörungen ab. Membranöse Bindehautentzündung; entweder sind Membranfäden oder Teilchen auf dem Auge, oder die Absonderung ist fadenziehend.

KALIUM CARBONICUM — Säckchenartige Schwellung zwischen Augenbrauen und Lidern.

KALMIA — Ein steifes, ziehendes Gefühl in den Augenmuskeln, vor allem, wenn die Augen bewegt werden.

LACHESIS — Sehschwäche; schwarzes Flimmern vor den Augen; die Lichtempfindlichkeit ist morgens und nach dem Schlafen stets am größten.

LEDUM — Ekchymosen der Lider oder der Bindehäute, besonders nach einer Prellung.
• (Wie überhaupt nach stumpfen Traumen.)

LITHIUM CARBONICUM — Rechtsseitige, vertikale Hemianopsie (entspricht nicht der heutigen medizinischen Terminologie; Anm. des Herausgebers).

LYCOPODIUM — Linksseitige, vertikale Hemianopsie (entspricht nicht der heutigen medizinischen Terminologie; Anm. des Herausgebers).

MANGANUM ACETICUM — Brennende Hitze und Trockenheit in den Augen, die Lider schmerzen bei Bewegung und vor allem, wenn sie hellem Licht ausgesetzt sind.
• Überanstrengung der Augen durch Nähen oder Lesen kleiner Schrift.

Kali-phos bei überanstrengten Augen von Studenten

MERCURIUS SOLUBILIS	Stark ausgeprägte Lichtscheu, besonders vor künstlichen Lichtquellen oder offenem Feuer. Alle Augenbeschwerden verschlechtern sich durch Wärme, besonders Bettwärme, und vor allem nachts.
NATRIUM MURIATICUM (CHLORATUM)	Schwankungen des Sehvermögens; beim Hinschauen geraten Gegenstände durcheinander, Buchstaben laufen zusammen, nadelstichartige Schmerzen, *stark lichtempfindlich - alles ist zu hell Augen brennen - muss weinen*
NUX VOMICA	Schmerzlose Injektion in die Sklera.
PARIS QUADRIFOLIA	Schmerzen in den Augen, als ob sie von einem Faden nach hinten gezogen würden. • Glaukom.
PHYSOSTIGMA	Die Tätigkeit der inneren Augenmuskeln scheint gestört zu sein, die Achsen beider Augen weichen voneinander ab. (Anatomisch nicht korrekt, gemeint sind wohl die Mm. recti interni; Anm. des Herausgebers). Pupillenverengung oder Akkomodationskrämpfe, die meist unregelmäßig auftreten.
PLATINA	Gegenstände erscheinen kleiner als sie tatsächlich sind.
PRUNUS SPINOSA	Schmerzen im rechten Augapfel mit der Empfindung, als ob im Augeninneren ein Teil herausgerissen würde.
PULSATILLA	Sieht verschwommen, dazwischen ein plötzliches Aufleuchten, wie nach einer Ohrfeige (H. ROBINSON). Entzündung der Augen und Lidränder mit Tränenfluß. Die Absonderung verklebt nachts die Augen. Starker Tränenfluß bei Wind oder im Freien. Bindehautentzündung; die reichliche Absonderung ist dick, gelb und reizlos. Neigung zu Gerstenkörnern; besonders am Oberlid. • Katarrhalische Konjunktivitis, besser durch Kälte, schlechter durch Wärme.

Nat-mur   *Augen ein Schwachpunkt. Kurzsichtigkeit nimmt in zunehmendem Kindesalter schnell zu. Oft bereits 7jährige mit dicker Brille*

Augen und Sehvermögen 35

RHUS TOXI-CODENDRON Schweregefühl und Steifigkeit der Lider, als ob sie gelähmt wären.
Die Lider, besonders die Oberlider, sind gerötet, ödemartig geschwollen und krampfartig geschlossen; reichlicher, heißer Tränenfluß beim Öffnen. Schwellung des ganzen Auges und des umgebenden Gewebes.

RUTA Schmerzen, Gefühl der Überanstrengung der Augen bei Feinarbeit oder Lesen, besonders bei schlechter Beleuchtung (Arg.nit., Nat.m.).

SEPIA Schweregefühl in den Augen, die Lider schließen sich wie bei einer Lähmung.

SILICEA Augenerkrankungen mit großer Kälteempfindlichkeit und dem Verlangen, sich warm einzuhüllen (besonders den Kopf).

SPIGELIA Heftige, drückende Schmerzen in den Augäpfeln, besonders, wenn die Augen bewegt werden.

STAPHISAGRIA Gerstenkörner, Hagelkörner, Knötchen auf den Lidern in rascher Folge; bisweilen geschwürartig.

STRAMONIUM Vorstehende, weit geöffnete Augen, stark erweiterte, starre Pupillen, dazu gerötete Bindehäute oder völlige Erblindung (bei Typhus).

SULFUR Ein Brennen und Reibungsgefühl unter den Lidern; als ob Sand in den Augen wäre.
Sehschwäche, als ob ein Schleier vor den Augen wäre; schwarze Punkte oder Flecke tanzen vor den Augen.
Scharfe, schießende Schmerzen im Auge; wie von Nadeln oder Splittern.
Wasser in den Augen (beim Waschen oder Baden) ist unerträglich.

ZINCUM Jucken und Stechen der inneren Augenwinkel; dazu Sehschwäche.
Bindehautentzündung, besonders im inneren

Augenwinkel; Schmerzen mit Sandkorngefühl; Verschlimmerung abends und nachts; häufig starker Tränenfluß.

Physostigma — Kurzsichtigkeit im Kindesalter
Calc-phos
Lycopodium — wird schlimmer gegen Abend, leidet an Nachtblindheit

Ohren und Gehör

Ohren und Gehör 39

AGARICUS MUSCARIUS	Röte, Brennen und Jucken der Ohren, wie nach einer Erfrierung.
APIS	Rötung und Schwellung beider Ohren, verbunden mit stechenden Schmerzen.
ARGENTUM NITRICUM	Völlige Taubheit bei Typhus.
AURUM	Karies des Processus mastoideus, mit hartnäckiger, stinkender Absonderung aus dem Ohr.
BARIUM CARBONICUM	Die rechte Ohrspeicheldrüse ist geschwollen und berührungsempfindlich.
CALCIUM CARBONICUM	Schwerhörigkeit nach Chininmißbrauch. Ohrenpolypen bei leukophlegmatischer Konstitution.
CANNABIS INDICA	Klopfende Schmerzen mit Völlegefühl in beiden Ohren.
CAPSICUM	Schmerzhafte Schwellungen hinter dem Ohr; Karies des Mastoids. • Abszeß des Mastoids, Mastoiditis.
CARBO VEGETABILIS	Taubheit nach akuten Exanthemen, oder nach Mißbrauch von Quecksilber; die Ohren sind zu trocken. • Mumps mit Metastasen in Brust und Hoden.
CAUSTICUM	Brausen und Summen in den Ohren; Widerhallen von Worten und Schritten.
CICUTA VIROSA	Schwerhörigkeit bei alten Menschen; Blutungen aus den Ohren.
CHINA	Ohrensausen, durch Schwäche oder Säfteverlust bedingt.
CONIUM	Blutrotes Ohrenschmalz.
GELSEMIUM	Katarrhalische Taubheit mit Schmerzen vom Hals zum Mittelohr.

40 Ohren und Gehör

GRAPHITES — Feuchte, wunde Stellen hinter dem Ohr, die sich über Wangen und Hals ausbreiten.
Absonderungen aus den Ohren; blutig, dünnflüssig, wäßrig, stinkend, klebrig, eitrig.
Hört besser bei Lärm, z.b. im fahrenden Auto, bei Maschinengeräuschen.

HEPAR SULFURIS — Absonderung eines stinkenden Eiters, dazu Berührungsempfindlichkeit.
Die Berührungsempfindlichkeit steht in keinem Verhältnis zu den Ohrenschmerzen.

HYOSCYAMUS — Schwerhörigkeit, wie betäubt, besonders nach einem Schlaganfall.

KALIUM BICHROMICUM — Heftige Stiche im linken Ohr, die zum harten Gaumen, seitlich zum Kopf und zum Hals hin ausstrahlen; dabei geschwollene Drüsen; der Hals ist druckempfindlich.
• Chronisch eitrige Mittelohrentzündung; perforiertes Trommelfell, fadenziehende Absonderung.

LACHESIS — Ohrenschmerzen in Verbindung mit Halsschmerzen.
Schwerhörigkeit mit mangelnder Ohrenschmalzabsonderung, Trockenheit der Ohren.
Ein Reißen, das vom Jochbein bis zum Ohr ausstrahlt, greift bei jedem Schrei mit Hand hinter das Ohr (Hydrocephalus).

LEDUM — Schwerhörigkeit nach Haareschneiden, nach einer Erkältung des Kopfes.

LYCOPODIUM — Eitrige Absonderung aus den Ohren mit Schwerhörigkeit; nach Scharlach.

MERCURIUS DULCIS — Katarrhalische Taubheit oder Entzündung des Mittelohrs; die Eustachische Röhre ist verlegt (Kali.mur.).

MERCURIUS SOLUBILIS — Entzündung des äußeren und inneren Ohres, mit beißenden, stechenden Schmerzen und einer übelriechenden Absonderung.

Ohren und Gehör 41

MEZEREUM Gefühl, als ob die Ohren offen wären und Luft durchströmen würde.

OLEANDER Beißen und Jucken der Kopfhaut, wie von Ungeziefer; schlechter am Hinterkopf und hinter den Ohren.

PETROLEUM Schwerhörigkeit im Alter.
Feuchte und wunde Stellen hinter dem Ohr.
Affektion der Eustachischen Röhre, dadurch Auftreten von Zischen, Brausen und Knistern mit Schwerhörigkeit.

PHOSPHORUS Schwerhörigkeit, besonders gegenüber der menschlichen Stimme.
• Akustische Halluzinationen.

PHYTOLACCA Bei jedem Schluckversuch schießen Schmerzen durch beide Ohren.

PSORINUM Ausfluß von stinkendem Eiter aus den Ohren (bei psorischen Menschen).
• Stinkender, juckender Eiter.
• Chronischer Ausfluß aus den Ohren nach Masern oder Scharlach.

PULSATILLA Schwerhörigkeit; Gefühl, als seien die Ohren verstopft.
Das äußere Ohr und der äußere Gehörgang sind rot und geschwollen.
Milde, geruchsarme Absonderung von Schleim und Eiter aus dem Ohr.
Ohrenerkrankungen, die sich als Folge von Masern einstellen.
Ohrenschmerzen; reißend, schießend und pulsierend; nachts schlechter.

SILICEA Verstopfte Ohren, die sich manchmal mit einem Knall öffnen; Schwerhörigkeit gegenüber der menschlichen Stimme.

STAPHISAGRIA	Schwerhörigkeit mit Schwellung der Mandeln; besonders nach Mißbrauch von Merkur.
SULFUR	Stiche im linken Ohr. Sehr rote Ohren bei Kindern.
TELLURIUM METALLICUM	Dumpfer, klopfender Schmerz bei Tag und Nacht. Die Absonderung ist dünnflüssig, wäßrig und wundmachend. Ein bläschenartiger Ausschlag auf dem Trommelfell, gefolgt von Eiterungen und bleibender Einschränkung des Gehörs. Jucken und Schwellung, mit schmerzhaftem Klopfen am äußeren Gehörgang; nach drei bis vier Tagen stellt sich eine wäßrige, nach Fischlake stinkende Absonderung ein, die an den von der Absonderung benetzten Partien Bläschen hervorruft; das Ohr ist bläulich-rot, wie ödematös; das Hörvermögen ist eingeschränkt.

Nase

Nase 45

ACIDUM NITRICUM	Bei Berührung der Nase Splittergefühl.
ACIDUM SULFURICUM	Reichliche, wäßrige Absonderung aus Augen, Nase, Mund usw., tritt plötzlich auf.
AGARICUS MUSCARIUS	Nasenbluten bei alten Menschen mit erschlafften Gefäßsystemen.
ALLIUM CEPA	Reichlicher, wäßrig-ätzender Schnupfen, mit wäßrigem Tränenfluß. Dauerndes Niesen mit reichlichem, ätzendem Schnupfen, der beim Eintreten in einen warmen Raum einsetzt. Fließschnupfen, Kopfschmerzen, Tränenfluß, Husten, Hitze, Durst, Zittern der Hände; alles schlechter abends im warmen Raum, besser in frischer Luft.
AMMONIUM CARBONICUM	Nasenbluten morgens, beim Waschen des Gesichts. Verstopfte Nase, meist nachts; muß durch den Mund atmen. • Schnupfen, scharf und wundmachend.
ANTIMONIUM CRUDUM	Wunde, rissige Nasenlöcher mit Krusten.
APIS	Nase rot, ödematös geschwollen.
ARNICA	Nasenbluten nach Verletzung (Trauma). • Nasenbluten nach Waschen des Gesichtes.
ARSENICUM ALBUM	Wäßriger Schnupfen; die Nasenlöcher werden davon wund.
ARUM TRIPHYLLUM	Absonderung eines brennenden, eitrigen Sekrets, das Nasenlöcher und Oberlippe wund macht, besonders bei Diphtherie und Scharlach. • Absonderung macht die Innenseite der Nase wund. Nasenlöcher wund und rissig; dauerndes Zupfen an der Nase.

Nase

AURUM
Nase verstopft, muß durch den Mund atmen. Geschwürige, verklebte, schmerzhafte Nasenlöcher; Krustenbildung; kann nicht durch die Nase atmen. Nase entzündet; Gefühl von Wundsein, besonders bei Berührung; Knochenkaries; stinkende Absonderung; Schmerzen schlimmer nachts (syphilitisch).

BROMUM
Hartnäckiger, langanhaltender, fließender Schnupfen; die Ränder der Nasenmuschel und der Bereich unter der Nase sind wund.
• Fließschnupfen nach Einatmen von Staub und Hantieren mit alten Büchern in Regalen.

BRYONIA
Nasenbluten morgens nach dem Aufstehen (Bewegung), nach Überhitzung, an Stelle der Regelblutung.

CACTUS
Reichliches Nasenbluten bei organischem Herzleiden.

CALCIUM FLUORATUM
Eitriger Schnupfen, Absonderung gelb, dick und klumpig.

CARBO VEGETABILIS
Häufiges Niesen, mit anhaltendem und heftigem Kribbeln in der Nase.
Langanhaltendes, starkes Nasenbluten, mehrmals täglich, über mehrere Wochen; auffallende Blässe des Gesichts.

CHINA
Nasenbluten bei Anämie; Klingen und Singen in den Ohren; Gesicht sehr blaß, wird ohnmächtig.

CINA
Dauerndes Zupfen und Bohren an und in der Nase.

CORRALIUM RUBRUM
Reichliche Schleimabsonderung im hinteren Rachen, was zum häufigen Hochziehen zwingt; eingeatmete Luft erscheint kalt.

CROCUS	Nasenbluten; das Blut ist schwarz und sehr viskös, dabei kalter Schweiß auf der Stirn, gelbliches Gesicht und Ohnmachtsneigung.
CROTALUS HORRIDUS	Blutungen aus allen Körperöffnungen, einschließlich der Nase.
DULCAMARA	Nasenbluten; Blut rot und heiß; Druckgefühl über der Nase. Schnupfen bei Wetterwechsel (von heiß auf kalt), aber auch beim Wechsel von Jahreszeiten (Sommer zu Herbst). Schlechter in frischer Luft, nachts.
ERIGERON	Nasenbluten; hellrot; Blutandrang zum Kopf; fiebrig; rotes Gesicht.
EUPATORIUM PERFOLIATUM	Schnupfen mit Niesen, dazu Schmerzen in allen Gliedern. • Morgens mit heftigstem Husten.
EUPHRASIA	Reichlicher, milder Fließschnupfen, mit ätzendem Tränenfluß und Lichtscheu; abends und nachts schlechter.
GELSEMIUM	Katarrh mit heftigen Niesanfällen, mit Kribbeln in der Nase (Heuschnupfen); schlimmer morgens.
HAMAMELIS	Nasenbluten mit Engegefühl im Nasenrücken. Starkes, venöses Nasenbluten; das Blut fließt langsam. Nasenbluten mit Engegefühl im Nasenrücken; kribbelndes Druckgefühl in der Stirn zwischen den Augen. Der Blutung folgt Erleichterung und ein klares Gefühl im Kopf. • Kopfschmerzen bei hohem Blutdruck, die sich durch Nasenbluten bessern.
KALIUM BICHROMICUM	Ausgeatmete Luft fühlt sich in der Nase heiß an. Ulzeration des Nasenseptums; eitrige Entzündung der gesamten Nasenschleimhaut.

Druckgefühl oder drückender Schmerz an der Nasenwurzel; wie von einem unterdrückten Schnupfen.
Bildung von harten Krusten in der Nase.
Absonderung zäh und fadenziehend, auch im hinteren Rachen, manchmal übelriechend.
Wundes Gefühl in der Nase; rundes Geschwür oder Wundschorf am Septum.

LACHESIS Niesanfälle bei Heuschnupfen, besonders nach dem Erwachen.

LYCOPODIUM Nase verstopft, besonders nachts, kann daher nicht durch die Nase atmen; übermäßige Trockenheit (chronisch).
Fächerartige Bewegung der Nasenflügel.

MELILOTUS Starkes Nasenbluten; bessert den starken Blutandrang zum Gesicht, das extrem gerötet ist.

MERCURIUS SOLUBILIS Nasenbluten; das Blut gerinnt in der Nase und hängt wie ein Eiszapfen aus dem Nasenloch; besonders nachts.

MERCURIUS VIVUS Wundmachender Fließschnupfen mit starker Schwellung, Tränenfluß, Frösten, Hals- und Gliederschmerzen; epidemische Formen, oder gewöhnliche Erkältungen.

NATRIUM CARBONICUM Es fließt viel Nasensekret in die Mundhöhle ab; Patient versucht, das Sekret auszuhusten.

NUX VOMICA Die Nase läuft tagsüber und ist nachts verstopft.

PHOSPHORUS Häufiges Herausschneuzen kleiner Blutmengen. Nasenpolypen, die leicht und reichlich bluten.

PULSATILLA Schnupfen, fließend (wird später gelblich-grün) oder trocken, mit Geschmacks- und Geruchsverlust, wunde Nasenlöcher.
Schnupfen; grün und stinkend; Verminderung oder Verlust von Geschmacks- und Geruchssinn; chronischer Schnupfen, dick, gelblich, mild.

	Übler Geruch in der Nase; wie von einem alten Katarrh.
RHUS TOXI-CODENDRON	Nasenbluten nachts, beim Stuhlpressen, beim Vorbeugen, bei jeder körperlichen Anstrengung. Bei typhoidem Fieber Nasenbluten nach vier Uhr morgens.
SAMBUCUS NIGRA	Nase völlig trocken und verstopft; Kind hat Mühe, zu atmen.
SEPIA	Gelber Sattel über der Nase und dem oberen Teil der Wangen, gelbe Flecken im Gesicht.
STICTA	Empfindung von Völle und starkem Druck an der Nasenwurzel.
TEUCRIUM MARUM	Gefühl, als ob die Nasenlöcher verstopft wären; Schmerzen beseitigen die Verstopfung nicht (Polypen).
VERATRUM ALBUM	Die Nase wird spitzer, erscheint länger; das Gesicht ist kalt und eingefallen.

Mund und Hals

Mund und Hals 53

ACIDUM BENZOICUM	Angina faucium und Mandelentzündung; mit außerordentlich stinkendem, stark gefärbtem Urin.
ACIDUM MURIATICUM	Dicke Zunge, bläulich und von einem grauweißen Häutchen überzogen, oder tiefe Geschwüre mit dunkel gefärbtem Grund; Bläschen, die starkes Brennen verursachen. Zunge schrumpft auf ein Drittel der normalen Größe zusammen; Gefühl von bleierner Schwere, dadurch Behinderung beim Sprechen (bei Typhus).
ACIDUM NITRICUM	Geschwürige Stellen an der Wangenschleimhaut mit prickelnden Schmerzen, wie von Splittern; Mundwinkel geschwürig; fauliger Geruch. Stechende Schmerzen, die sich beim Schlucken verschlechtern.
ACONITUM	Brennen, Kribbeln und Taubheitsgefühl von Lippen, Mund und Zunge.
AILANTHUS	Hals bläulich, fast purpurfarben und geschwollen. Vorstehende Mandeln mit zahlreichen, tiefen, bösartig aussehenden Geschwüren gespickt, aus denen geringe Mengen einer Absonderung aussickern; äußerer Hals geschwollen und berührungsempfindlich (Scharlach).
ALUMINA	Einschnürungsgefühl vom Pharynx bis zum Magen; so, als könnten die Speisen nicht passieren. • Heiserkeit bei Rednern, ständiges Räuspern.
ANTIMONIUM CRUDUM	Schmerzen in kariösen Zähnen; im allgemeinen nachts schlechter; die Berührung der Zunge ist unerträglich. Die Zunge hat einen dicken, milchig-weißen Belag.
ANTIMONIUM TARTARICUM	Die Zunge hat einen sehr dünnen, weißen Belag, gerötete Papillen, rote Ränder; besonders bei Keuchhusten anzutreffen.

Mund und Hals

APIS — Ödematöse Schwellung des Halses; das Zäpfchen hängt herunter und sieht wie ein durchsichtiges, mit Wasser gefülltes Säckchen aus.
Brennen und Stechen wie von Bienenstichen, manchmal bis zum Ohr.

ARGENTUM METALLICUM — Zäher, grauer, gallertartiger Schleim im Pharynx (frühmorgens), der leicht hochzuwürgen ist.

ARGENTUM NITRICUM — Zungenspitze rot und schmerzhaft; Papillen deutlich erhaben.
Gefühl, als stecke beim Atmen, Sprechen und Schlucken ein Splitter im Hals.

ARNICA — Fauliger Mundgeruch mit belegter Zunge.
Halsschmerzen nach langem Reden.

ARSENICUM ALBUM — Brennen im Mund, Pharynx, Ösophagus; trinkt häufig, jedoch nur kleine Mengen.
Zunge bleifarben.

ARUM TRIPHYLLUM — Das Brennen im Mund ist derart schmerzhaft, daß sogar Flüssigkeiten verweigert werden; weint, wenn etwas angeboten wird.
Halsschmerzen durch Schleimabsonderung, besonders bei Geistlichen; Stimme unsicher, umschlagend, dauernd wechselnd (kommt auch bei Sängern häufig vor).
Ätzende Absonderungen aus Nase, Mund und Hals; Nasenmuschel, Lippen und Mundwinkel sind wund und rissig; außerdem bluten sie und geben einen üblen Geruch von sich.

ASA FOETIDA — Gefühl einer aufsteigenden Kugel im Hals, das zu häufigem Schlucken zwingt und die Atmung erschwert.

BAPTISIA — Mund sehr trocken; Zunge trocken, in der Mitte der Zunge verläuft ein brauner Streifen.
Kann nur Flüssigkeit schlucken, würgt schon beim kleinsten Bissen.

BARIUM ACETICUM	Mandelentzündung nach jeder Erkältung; Tendenz zur Vereiterung; chronische Verhärtung.
BARIUM CARBONICUM	Chronische Schwellung, Vereiterung der Mandeln; schlechter bei der geringsten Kälte, oder nach unterdrücktem Fußschweiß.
BELLADONNA	Bei zahnenden Kindern; trockenem Husten; nächtlicher Unruhe; Hitze; verlangt zu trinken; Stöhnen. Halsschmerzen; Rachen und Pharynx sind tiefrot; weicher Gaumen und Mandeln sind geschwollen, Schluckschmerz, besonders bei Flüssigkeiten; erschwertes Sprechen; Kloßgefühl im Hals zwingt zum Räuspern; Hals außen geschwollen und berührungsempfindlich. Schnelle, rasselnde Atmung, Zuckungen der Extremitäten oder des ganzen Körpers; Krämpfe.
BORAX	Aphten auf der Zunge, im Mund und auf der Wangenschleimhaut, verbunden mit großer Hitze und Trockenheit im Mund.
BRYONIA	Aufgrund einer Lähmung der Sprachorgane unfähig zu sprechen.
CALCIUM CARBONICUM	Erschwerte Zahnung bei Kleinkindern.
CAPSICUM	Brennende Schmerzen in der Harnröhrenöffnung vor, während und nach der Miktion. Purulente Absonderung der Harnröhre; blutig und von sahneähnlicher Beschaffenheit.
CARBO VEGETABILIS	Außerordentliche Empfindlichkeit der Zunge beim Kauen; Zahnfleisch lockert sich und geht zurück.
CAUSTICUM	Erschwertes Öffnen des Mundes durch Spannungsgefühl und Schmerzen im Kiefer; Schwierigkeiten beim Essen, die durch das Gefühl, ein Zahn sei zu lang, verursacht werden. Beidseitiger, weißer Belag auf der Zunge.

Aufgrund einer Lähmung der Sprechorgane unfähig zu sprechen.
Warzen auf dem Zungenrücken.
Schleim sammelt sich im Rachen an. Kann er nicht hochgebracht werden, muß der Patient ihn schlucken.
Sehr ausgeprägte Empfindung von Rauheit und Trockenheit im Hals.
Viele Zähne erscheinen gleichzeitig (beim Zahnen = Anm. des Herausgebers).

CHINA Ununterbrochener Speichelfluß, Tag und Nacht (Jahre nach Einnahme von Quecksilber); dazu große Schwäche, besonders des Magens.

CINA Wirft sich während des Schlafs hin und knirscht mit den Zähnen; wenn wach, stets reizbar.
Häufiges Schlucken, als müßte etwas hinuntergeschluckt werden (Würmer).
• Heilt Verlust der Stimme, wenn **Aconitum, Phosphorus** und **Spongia** versagt haben.

CLEMATIS Dumpfe Schmerzen in einem hohlen Zahn; (Besserung durch kaltes Wasser oder Saugen am Zahn).

COBALTUM Weißer Belag auf der Zunge, mit Rissen quer durch die Mitte.

COFFEA Heftige Zahnschmerzen, die durch die Berührung mit kaltem Wasser oder Eis gebessert werden.

DIGITALIS Saubere Zunge mit gastritischen oder anderen Beschwerden.

DIOSCOREA Mund morgens sehr trocken, bitter und klebrigzäh.

FERRUM Auffallende Blässe der Schleimhäute, besonders der Mundhöhle.

GELSEMIUM Gefühllosigkeit der Zunge; fühlt sich so dick an, daß das Sprechen kaum möglich ist.

HAMAMELIS	Passive, venöse Blutungen nach Zahnextraktionen.
HELLEBORUS NIGER	Dauernde Kaubewegungen der Kiefer; Zähneknirschen; (Gehirnaffektionen).
HEPAR SULFURIS	Gefühl, als stecke eine Fischgräte oder ein Splitter im Hals.
HYDRASTIS CANADENSIS	Stomatitis nach Merkur und Kaliumverbindungen; bei stillenden Frauen oder schwächlichen Kindern; pfeffriger Geschmack im Mund; Zunge wie taub oder verbrüht.
IGNATIA	Beißt sich beim Reden oder Kauen in Zunge oder Wange. Halsschmerzen; stechende Schmerzen zwischen den Schluckbewegungen; festes Schlucken bringt Besserung.
IRIS VERSICOLOR	Gefühl im Mund und auf der Zunge wie nach Verbrühung; reichlicher Speichelfluß.
KALIUM BICHROMICUM	Zunge rot und rissig. Tieffressende Geschwüre im Hals, wie ausgestanzt, häufig syphilitisch.
KREOSOTUM	Sehr schmerzhafte Zahnung; Zähne verfallen kariös, sobald sie erscheinen.
LAC CANINUM	Halsschmerzen, die die Seite wechseln; ein Tag schlechter auf der einen, am nächsten Tag schlechter auf der anderen Seite, usw.
LACHESIS	Erschwertes Herausstrecken der Zunge; beim Versuch zittert die Zunge oder bleibt an der unteren Zahnreihe hängen. Mandelentzündung oder Diphtherie, schlechter auf der linken Seite; Würgen beim Schlucken, Schmerzen vom Hals zum Ohr; Hals sehr berührungsempfindlich, schlechter nach Schlaf. Halsschmerzen beginnen links und ziehen nach rechts.

Äußerste Berührungsempfindlichkeit des Halses auch gegen leiseste Berührung (Kragen von Kleidern, usw.)
Diphtherie; schlechter durch heiße Getränke, besser durch kalte.

LACHNANTHES Halsschmerzen mit steifem Hals; Kopf nach einer Seite gezogen.

LYCOPODIUM Starkes Zittern der Zunge mit Herunterfallen des Unterkiefers (bei typhoiden Zuständen).
Krampfartiges Herausstrecken der Zunge (bei typhoiden Zuständen).
Herausstrecken der Zunge mit einem blöden Gesichtsausdruck (bei Diphtherie).
Geschwüre und Blasen auf und unter der Zunge.
Halsschmerzen, die rechts beginnen und nach links ziehen, oder Affektionen, die in der Nase beginnen und sich in den Hals verlegen.
Zunge pendelt von einer Seite zur anderen.

MERCURIUS JODATUS FLAVUS Die Zungenbasis weist einen starken schmutziggelben Belag auf.

MERCURIUS VIVUS Die Zunge ist geschwollen, schlaff und weist Zahneindrücke an den Rändern auf, außerdem schlechter Mundgeruch.
Feuchte Zunge und starker Durst.
Zahnfleisch berührungsempfindlich, geschwollen, zurückgehend.
Schmerzhafte Trockenheit im Hals mit Speichelfluß und drohender Mandelvereiterung. Scharfe, stechende Schmerzen beim Schlucken.

NATRIUM MURIATICUM (CHLORATUM) Klagt über Trockenheit der Zunge, die in Wirklichkeit gar nicht sehr trocken ist.
Wenn bei Kindern Hals und Nacken rasch abmagern; Beschwerden im Sommer stärker.

NUX VOMICA	Kleine, aphthenartige Geschwüre im Mund mit faulem Geruch; nachts tritt blutiger Speichel auf; Zahnfleisch skorbutisch, Ausspucken des geronnenen Blutes. Hals schmerzhaft, wie aufgekratzt; verschlechtert sich beim Schlucken und beim Einatmen frischer Luft. Trockenheit von Mund und Hals während des Schlafes, was den Patienten sehr belästigt; erwacht stets mit sehr trockener Zunge, jedoch ohne Durst.
PHOSPHORUS	Zahnschmerzen der Wäscherinnen; also Zahnschmerzen, die durch Kleiderwaschen verursacht werden. Hals sieht sehr trocken und glänzend aus.
PHYTOLACCA	Halsschmerzen mit kongestioniertem, dunkelrotem Rachen; Trockenheit des Schlundes, geschwollene Mandeln; bei jedem Versuch zu schlucken schießen heftige Schmerzen durch beide Ohren; fühlt sich am ganzen Körper wie zerschlagen. Erschwerte, bzw. verzögerte Zahnung mit unwiderstehlichem Verlangen, auf etwas zu beißen; unruhig, besonders nachts; manchmal Durchfall.
PLUMBUM	Deutlicher blauer Rand am Zahnfleischrand.
PODOPHYLLUM	Zähneknirschen, Hin- und Herrollen des Kopfes mit Stöhnen (während des Zahnens). • Erschwertes Zahnen, dabei oft reichliche, stinkende Durchfälle.
PULSATILLA	Große Trockenheit des Mundes; besonders morgens, kein Durst. Schlechter Geschmack im Mund, besonders morgens, oder alles ist von üblem Geschmack; manchmal ist der Geschmackssinn völlig erloschen. Rachenvenen erweitert, entzündet bläulich-rot.

RHUS TOXI-CODENDRON	Die Zunge hat entweder ein rotes Dreieck an der Spitze, einen weißen, häufig einseitigen Belag, oder ist trocken, rissig und rot; die Zunge weist Zahneindrücke auf. Einseitiger, weißer Belag auf der Zunge. Während des Schlafes läuft blutiger Speichel aus.
SEPIA	Stark ausgeprägter, weißer Belag, ausschließlich am Zungengrund.
SILICEA	Gefühl, als ob ein Haar auf dem vorderen Teil der Zunge läge.
SPONGIA	Kropf hart und geschwollen; nachts Erstickungsgefühl. Kommt besonders auf dem Lande vor.
STAPHISAGRIA	Die Zähne werden schwarz oder weisen schwarze Streifen auf; schmerzhaftes Zahnfleisch. Hals trocken und rauh, Schmerzen beim Sprechen und Schlucken.
STRAMONIUM	Stammeln oder völliger Verlust der Sprache; klebriger Speichel tropft aus dem Mund.
SULFUR	Zunge weiß belegt; Ränder und Spitze rot; meist bei akuten Erkrankungen. Halsschmerzen mit starkem Brennen und Trockenheit; Schmerzen beginnen rechts und ziehen nach links.
TARAXACUM	Weißer Zungenbelag, der sich stellenweise ablöst und dunkelrote Flecken zurückläßt, die sehr berührungsempfindlich und schmerzhaft sind.
TEREBINTHINA	Zunge rot, glatt und glänzend, wie lackiert, so als fehlten die Papillen.
THERIDION	Geräusche durchdringen die Zähne.
THUJA	Zahnverfall an den Wurzeln (wie bei Sykosis), die Krone bleibt erhalten; kariöser Zerfall, Gelbverfärbung.

VERATRUM Rote Streifen in der Mitte der gelblich belegten
VIRIDE Zunge.

Magen

ABIES NIGRA	Gefühl eines harten Gegenstandes in der Cardia, oder dem um die Cardia liegenden Bereich.
ACIDUM HYDRO-CYANICUM	Flüssigkeiten passieren hörbar die Speiseröhre; Geräusche wie in einem leeren Faß.
AETHUSA	Milch wird in großen Klumpen erbrochen (Milchunverträglichkeit bei Kindern). Hunger nach dem Erbrechen; ißt und erbricht abermals. Magenbeschwerden; von ausgeprägter Nasolabialfalte begleitet; die Lippen sind straff über die Zähne gezogen.
ALUMINA	Abartiges Verlangen nach Stärke, Kreide, Holzkohle, Kohle, Kaffee- oder Teesatz, Säuren und anderen unverdaulichen Dingen; verträgt keine Kartoffeln.
ANACARDIUM	Magenschmerzen bessern sich durch Essen, verschlimmern sich bei leerem Magen.
ANTIMONIUM CRUDUM	Magenstörungen mit dickem, weißem Zungenbelag, begleitet von verschiedenen Beschwerden, wie Rheumatismus, Gicht, Hydrocephalus, exanthematischen Erkrankungen usw.
ANTIMONIUM TARTARICUM	Übelkeit mit Erbrechen und Verstopfung (bei alten Menschen). Erbrechen, das von Kälte, Schwäche und Schlaflosigkeit gefolgt ist.
APIS	Durstlosigkeit mit verminderter Diurese. Wenn der Patient unter den Rippen, an der Magengrube oder am Abdomen berührt wird, stellen sich starke Schmerzen ein. Durstlosigkeit mit vielen Beschwerden; besonders bei Wassersucht.
APOMORPHINUM	Erbrechen, ohne vorangegangene Übelkeit.
ARGENTUM NITRICUM	Magenstörungen, von lautem Aufstoßen begleitet.

ARNICA	Aufstoßen, wie von faulen Eiern.
ARSENICUM ALBUM	Unstillbarer Durst; trinkt häufig, jedoch nur wenig. Magenverstimmung nach Genuß von Obst oder Eis. Üble Folgen nach Kautabakgenuß. Erbrechen, unmittelbar nach dem Essen oder Trinken. Intensives Hitzegefühl und Brennen im Magen und in der Magengrube. Erbrechen und Stuhl gleichzeitig.
ASA FOETIDA	Blähungen, die nur nach oben, nicht aber nach unten drücken.
BISMUTUM METALLICUM	Sodbrennen; krampfartige Schmerzen; Gefühl von festem Druck an einer Stelle.
Nur in Gebrauch als: **BISMUTUM SUBNITRICUM**	Flüssigkeiten werden sofort erbrochen.
BRYONIA	Starker Durst; Verlangen nach kaltem Wasser; große Flüssigkeitsmengen werden auf einmal getrunken, die Lippen sind ausgetrocknet. Verlangen nach warmen Getränken und dadurch erzielte Besserung. Verlangt nach Dingen, die nicht zu haben sind, verweigert sie aber, wenn sie angeboten werden. Übelkeit und Ohnmachtsgefühl beim Aufsitzen aus liegender Stellung.
CALCIUM CARBONICUM	Die Magengrube ist konvex statt konkav und erweckt den Eindruck einer auf dem Kopf stehenden Tasse. Saures Erbrechen (in Klumpen) und saurer Durchfall während der Zahnung. Verlangen nach Eiern; besonders bei Kindern, während einer Krankheit oder Rekonvaleszenz. Magengegend gebläht; muß die Kleidung lockern.

CALCIUM PHOSPHOR.	Verlangen nach geräuchertem bzw. gesalzenem Fleisch, Schinken, Speck usw.; Kinder verlangen nach der Speckschwarte (Caust.). Schmerzen nach jedem Essen.
CARBO VEGETABILIS	Magenschmerzen; aufgebläht durch Winde; schlechter im Liegen. • Oft Folge von zu fetter, reichhaltiger Nahrung, von Alkohol oder verdorbenem Fisch oder Fleisch.
CAUSTICUM	Brennendes Gefühl, als ob Kalk im Magen gelöscht würde.
CHAMOMILLA	Gefühl, als würde der Magen zusammengezogen (bei Kaffeetrinkern).
CHELIDONIUM	Alle Beschwerden bessern sich nach dem Essen. Nur die heißesten Getränke bessern die Übelkeit und das Erbrechen.
CHINA	Heißhunger; oder Appetitlosigkeit, mit dauerndem Sättigungsgefühl. Langsame Verdauung; das Essen bleibt lange im Magen liegen. Stuhlgang mit Unverdautem; häufig unfreiwillig, nach Obstgenuß. Verdauungsstörungen nach Säfteverlust. Völlegefühl im Magen und Darm; keine Erleichterung durch Aufstoßen; (Flatulenz).
COCCULUS	Übelkeit bei Schiffsreisen oder Autofahren; der bloße Anblick von Speisen erregt Widerwillen und Ekel. • Schwangerschaftserbrechen mit Schwindel.
COLCHICUM	Abneigung gegen das Essen; Ekel beim Anblick von Speisen, noch schlimmer durch Gerüche von Speisen, welche Übelkeit bis zur Ohnmacht erzeugen.

COLOCYNTHIS	Durch Zorn verursachtes Erbrechen mit Durchfall und Koliken; Verdauungsstörungen. • Koliken bessern sich durch Zusammenkrümmen.
CROCUS	Gefühl, als springe etwas Lebendiges im Magen herum.
CUPRUM	Heftiges Druckgefühl im Magen mit Krampfschmerzen, anfallsweises Auftreten.
DROSERA	Einschnürungsgefühl von Magen und Abdomen beim Husten.
EUPATORIUM PERFOLIATUM	Galleerbrechen gegen Ende der Fieberhitze (bei Wechselfieber). Durst, lange vor auftretendem Fieber, hält auch während der Fieberhitze an, fehlt aber beim Schweißausbruch. Heftiger Durst; Trinken von kaltem Wasser verursacht Schaudern und Galleerbrechen.
FERRUM	Wechsel zwischen Heißhunger und Appetitlosigkeit. Speisen liegen den ganzen Tag im Magen und werden nachts erbrochen.
HEPAR SULFURIS	Magen verstimmt; Verlangen nach sauren, kräftig schmeckenden Speisen.
HYDRASTIS	Gefühl von Leere und Schwäche im Magen. • Als „Mastmittel", nachdem **Tuberculinum** geheilt hat.
IGNATIA	Gefühl von Zerschlagenheit, Leere und Schwäche in der Magengrube; unfreiwilliges Seufzen; muß tief Luft holen. Durst, dabei Frösteln. Übermäßige Abneigung gegen Tabakrauch. Schlaffes Gefühl im Magen; Magen und Eingeweide scheinen durchzuhängen.

Magen

IPECACUANHA	Starke, anhaltende Übelkeit, durch nichts zu bessern.
	Gefühl, als ob der Magen schlaff durchhängen würde.
	Anhaltende Übelkeit mit vielen Beschwerden; durch nichts zu bessern.
	Erbrechen, Durst, Schweiß und übler Mundgeruch.
IRIS VERSICOLOR	Erbrechen mit Brennen in Mund, Rachen, Ösophagus und Magen; von starkem, fadenziehendem Speichelfluß begleitet.
JODUM	Immer hungrig; muß in kurzen Abständen essen; fühlt sich danach besser.
	Starke Abmagerung, trotz häufigen und reichlichen Essens.
KALIUM BICHROMICUM	Üble Folgen von alkoholischen Getränken, besonders von Bier; Übelkeit und Erbrechen bei Alkoholikern.
KALIUM CARBONICUM	Gefühl, als wäre der Magen dauernd mit Wasser gefüllt.
	Magen wie zum Bersten voll; alles, was man zu sich nimmt, scheint sich in Gas zu verwandeln.
LAURO-CERASUS	Flüssigkeiten fließen hörbar durch Ösophagus und Magen-Darm-Trakt.
LOBELIA INFLATA	Übelkeit mit starkem Speichelfluß.
LYCOPODIUM	Hungrig, jedoch schnell satt, mit geblähtem Abdomen, in dem es rumort.
	• Saures, brennendes Aufstoßen.
LYSSINUM	Das Hören und Sehen von fließendem Wasser erregt Harndrang.
MAGNESIUM PHOSPH.	Krampfartiger Schluckauf und Brechwürgen bei Tag und Nacht.

NATRIUM MURIATICUM (CHLORATUM)	Abneigung gegen das einst geliebte Brot.
NATRIUM PHOSPH.	Anzeichen akuter gastritischer Störungen; saures Aufstoßen, saures Erbrechen, saurer Durchfall.
NUX MOSCHATA	Rasche Sättigung; Kopfschmerzen, wenn nur ein bißchen zuviel gegessen wird.
NUX VOMICA	Nach dem Essen allgemein schlechter; die Magenschmerzen kommen zwei bis drei Stunden nach dem Essen.
PETROLEUM	Magenschmerzen bei leerem Magen; besser durch Essen.
PHOSPHORUS	Verlangt nach kaltem Essen und kalten Getränken; dadurch Besserung. Nächtlicher Hunger; muß aufstehen, um etwas zu essen, was Besserung verschafft. Wasser wird erbrochen, sobald es im Magen warm wird.
PODOPHYLLUM	Anhaltendes Würgen bei Sommerdurchfällen der Kinder.
PULSATILLA	Durstlosigkeit mit fast allen Beschwerden. Magenbeschwerden durch Kaltes gebessert, durch Warmes verschlimmert. Beschwerden nach Gewürzen (in Speisen oder anderen Verbindungen), besonders Ingwer, Pfeffer, usw. Bringt im allgemeinen Besserung bei Menschen, die von Bitterstoffen, Kräutermixturen, Tabletten sowie diversen pflanzlichen Arzneien zu reichlichen Gebrauch gemacht haben. Magenbeschwerden nach Genuß von Süßspeisen sowie schweren, fetten Speisen.
SEPIA	Schmerzhaftes Leeregefühl im Magen.

Magen 71

SILICEA	Der Geschmack des Wassers wird als ungenießbar empfunden; erbricht es nach dem Trinken.
STAPHISAGRIA	Gefühl, als ob der Magen schlaff durchhängen würde.
SULFUR	Trinkt viel; ißt wenig. Leere- und Schwächegefühl in der Magengrube gegen 11 Uhr vormittags. • „Säufergastritis".
SYPHILINUM	Verlangen nach Alkohol in jeder Form; erbliche Tendenz zu Alkoholismus.
TABACUM	Bei Bewegung heftiges Erbrechen mit kaltem Schweiß. Seekrankheit; schlechter durch die geringste Bewegung, jedoch besser auf Deck in frischer, kühler Luft.
TARTARUS EMETICUS	Verlangen nach Obst, sauren Sachen, oder sehr kalten Getränken.
THERIDION	Übelkeit beim Schließen der Augen.
VALERIANA	Übelkeit, verursacht durch ein Gefühl, als ob ein Faden in der Kehle hängt.
VERATRUM ALBUM	Erbrechen und Durchfall mit kaltem Stirnschweiß. Verlangen nach kalten Getränken; verlangt nach Eis.

Abdomen

ACIDUM PHOSPH.	Meteoristische Auftreibung des Abdomens mit Gurgeln und Rumoren.
ALOE	Abdominelle Plthora mit Völlegefühl und Abwärtsdrängen, oder Gefühl eines Gewichts in Anus und Blase. Schwächegefühl im Bauchraum, als ob ein Durchfall einsetzen würde; Schweregefühl im Unterleib und Rektum.
AMBRA	Kältegefühl im Bauchraum.
ANTIMONIUM TARTARICUM	Koliken, als ob die Eingeweide zerstückelt würden; wehenartige, reißende Schmerzen von oben nach unten, mit Rumoren im Bauch und weichen Stühlen.
APIS	Eingeweide und Bauchwände schmerzhaft; Besserung durch Daraufdrücken oder Niesen.
ARSENICUM ALBUM	Heftige, brennende Schmerzen, die fast unerträgliche Qualen verursachen. Kolik mit schneidenden Schmerzen; nagende, drehende Schmerzen, besonders um den Nabel, als ob die Eingeweide verknotet wären; Flatulenz; kalter Schweiß, besonders auf der Stirn.
ASA FOETIDA	Starke Auftreibung, mit Blähungen, die nur nach oben drücken.
BARIUM CARBONICUM	Bauch hart (bei Kindern). • Kinder neigen zu regelmäßigen Blutungen; nicht selten zwergwüchsig.
BELLADONNA	Empfindlichkeit des Bauches. Verschlechterung durch die geringste Erschütterung; kann sich nur sehr vorsichtig fortbewegen. Schmerzen vornehmlich im Bauchraum und im Becken, die plötzlich auftreten und über kürzer oder länger genauso plötzlich wieder verschwinden. Gefühl eines starken Druckes nach unten (im

Bauchraum und Becken), so, als ob der Inhalt sich durch die Scheide entleeren würde.

BERBERIS Druck oder stechende Schmerzen in der Lebergegend.

CALCIUM CARBONICUM Bauchraum hart und aufgetrieben; Gekröse geschwollen.

CARBO VEGETABILIS Blähungskolik; Bauchraum zum Bersten voll.
• Oft Folge von zu fettem, reichhaltigem Essen, Alkohol (besonders Wein), verdorbenem Fisch oder Fleisch.

CHAMOMILLA Tympanitische Auftreibung; Flatulenz im Oberbauch; schneidende, stechende Kolikschmerzen.

CHELIDONIUM Schmerzen in der Lebergegend und um den Nabel; wie von einem Band eingeschnürt.
• Gallenkoliken mit Schmerzausstrahlung unter das rechte Schulterblatt.

CHINA Unangenehme Blähungen des Bauchraumes, oder das Gefühl, als ob der Bauch vollgestopft wäre; möchte aufstoßen; dadurch allerdings keine Besserung.

COCCULUS Blähungskolik mit dem Gefühl, als würden spitze Steine aneinandergerieben.
• Oft bei Alkoholikern.
Hohles, leeres Gefühl im Bauchraum.

COLOCYNTHIS Schwere, kolikartige Schmerzen, hauptsächlich um den Nabel; muß sich zusammenkrümmen, da jede andere Lage die Schmerzen verschlechtert; starke Unruhe; lautes Geschrei bei Lagewechsel; Verschlechterung in Abständen von fünf bis zehn Minuten.
Sehr schmerzhafte Koliken mit Besserung durch Druck; Patient preßt seinen Bauch gegen die Tischkante o.ä., da Druck die Schmerzen lindert.

CROTON TIGLIUM	Gurgeln und Schwappen wie von Wasser in den Eingeweiden.
CUPRUM	Krampfartige Bewegungen der Bauchmuskulatur; Krämpfe.
DIOSCOREA	Dumpfer, harter, zermalmender Schmerz in der Leber- und Gallengegend. Drehende, scharfe, schneidende Schmerzen im Bauchraum; besser beim Strecken; Schmerzen werden von Rumoren und reichlichem Abgang von Winden begleitet. Die Schmerzen im Bauchraum verlagern sich plötzlich und erscheinen an entfernten Stellen wieder; z.B. Finger, Zehen usw.
DULCAMARA	Kolik nach Erkältung und bei zu erwartendem Durchfall.
FERRUM METALLICUM	Eingeweide bei Berührung schmerzhaft; wie gequetscht oder geprellt. Durch Abführmittel geschwächt.
IPECACUANHA	Jede Bewegung löst einen schneidenden Schmerz im Bauch aus, der von links nach rechts verläuft.
KALIUM CARBONICUM	Völlegefühl, Hitze und starke Auftreibung des Bauchraumes, schon nach kleinen Portionen.
LEPTANDRA	Schmerzen der Leber strahlen zur Wirbelsäule aus; schlechter in der Gallenblasengegend.
LYCOPODIUM	Übermäßige Auftreibung durch Blähungen, die sich an den verschiedensten Stellen bilden; z.B. im Abdomen, Oberbauch, Rücken, Brust und Rippengegend; rufen ein Gefühl von Blubbern und Spannung hervor; anhaltendes Rumoren; besser durch Aufstoßen und Abgang von Winden. • Folgen des Genusses von Zwiebeln, Alkohol (Wein) und Tabak.

MAGNESIUM CARBONICUM	Nagendes, schneidendes Rumoren im ganzen Bauchraum, von dünnen, grünen Stühlen ohne Tenesmen gefolgt; Besserung nach Stuhl.
MAGNESIUM PHOSPH.	Windkolik, die den Patienten zum Zusammenkrümmen zwingt; besser durch Hitze und Ruhe; neigt zu Krampfschmerzen.
MERCURIUS VIVUS	Beschwerden verschlechtern sich durch Liegen auf der rechten Seite; besonders die Schmerzen in der Lebergegend und das Quetschungsgefühl in den Eingeweiden.
NUX MOSCHATA	Bauch nach jedem Essen enorm gebläht. • Besonders bei alten Menschen.
NUX VOMICA	Blähungen nach dem Essen. Schwächegefühl in der Leistengegend; so, als ob sich eine Hernie bilden oder einklemmen würde.
OPIUM	Bleikolik. • Oft wochenlanges Ausbleiben von Stuhldrang.
PHOSPHORUS	Gefühl von großer Schwäche oder Leere im Bauchraum.
PLUMBUM	Heftige Kolik mit Einziehen des Bauches und dem Gefühl eines Fadens vom Nabel zum Rücken.
PODO-PHYLLUM	Krampfartige Schmerzen, wobei die Bauchmuskeln tatsächlich eingezogen werden.
PTELEA TRIFOLIATA	Schweregefühl; beunruhigende Schmerzen in der Lebergegend; dumpfe Schmerzen; Schweregefühl; schlechter beim Liegen auf der rechten Seite; Zerrungsgefühl beim Drehen auf die linke Seite.
PULSATILLA	Druck im Bauchraum und im Kreuz, als ob ein Stein dort läge; Neigung der unteren Extremitäten, beim Sitzen einzuschlafen; bisweilen vergeblicher Stuhldrang.

RHUS TOXI-CODENDRON	Schmerzen wie Schläge im Hypochondrium und Abdomen; besser auf der Seite, auf der man liegt; schlechter zu Beginn der Bewegungsphase.
SEPIA	Schweregefühl, bzw. Gefühl einer Last im Bauchraum, besonders bei Bewegung.
SILICEA	Bauch gebläht, hart und gespannt; übermäßige Auftreibung mit Meteorismus. Verhärtung und Auftreibung der Lebergegend; pochender, ulzerativer Schmerz, durch Berührung und Bewegung gesteigert; Abszeßbildung.
STAPHISAGRIA	Schwächegefühl im Bauchraum; so, als würde er entgleiten.
SULFUR	Völlegefühl und Auftreibung des Abdomens, zum Anus abwärtsdrückend; Bauchwände reagieren auf Berührung schmerzhaft.
THUJA	Bauchraum vergrößert; aufgeblasen; Bewegungen im Bauchraum rufen das Empfinden hervor, daß dort etwas Lebendiges sei; keine Schmerzen.

Anus und Stuhl

Anus und Stuhl 83

ABROTANUM — Wechsel von Durchfall und Rheumatismus (Rheumatismus nach Unterdrückungsmaßnahmen).

ACIDUM MURIATICUM — Große, heraustretende Hämorrhoiden von bläulichem Aussehen; außerordentliche Berührungsempfindlichkeit (das Bettlaken wird kaum vertragen).
• Unfreiwilliger Stuhlabgang.
• Beim Wasserlassen Lassen eines Windes.

ACIDUM NITRICUM — Analfissuren; Rektumschmerzen noch Stunden nach dem Stuhlgang.
• Alte, schwache Menschen mit Diarrhöe.

ACIDUM PHOSPH. — Feuchtkalte, klebrige Zunge; Abdomen stark aufgetrieben; lautes Rumoren in den Eingeweiden und wäßriger, schmerzloser Durchfall (Choleraepidemie) (J.C.M.).
Wäßriger, weißer oder grauer Durchfall.
Reichliche, wäßrige Durchfälle, mit lautem Rumoren im Darm.
Die Stühle, obwohl reichlich und lang anhaltend, scheinen den Patienten weder zu ermüden noch zu schwächen.

ACONITUM — Beschwerden (besonders im Sommer) mit Stühlen wie gehackter Spinat.

AESCULUS — Gefühl eines Fremdkörpers im Rektum, wie von kleinen Holzsplittern; vergeblicher Stuhldrang und Schmerzen in den Hüften und im Kreuzbein.

ALOE — Schleimstühle; in einem Klumpen entleert; eines der Enden ist von gallertartiger Konsistenz.
Schwäche und mangelnde Kontrolle des Sphinkter ani; Gefühl von Unsicherheit im Rektum, so, als ob der Stuhl mit dem Flatus abgehen würde.

ALUMINA — Unfreiwilliger Abgang von Urin mit Stuhlgang; oder Urin kann nur zusammen mit Stuhl entleert werden.

ANACARDIUM	Starker Stuhldrang, der mit der Anstrengung vergeht, ohne daß ein Abgang von Stuhl stattgefunden hätte; Rektum scheint keine Austreibungskraft zu besitzen; Gefühl eines Pflockes bzw. Pfropfens, der das Rektum verstopft.
ANTIMONIUM CRUDUM	Oft flüssige Stühle mit festen Bestandteilen; (manchmal unfreiwilliger Abgang bei alten Menschen). Harte oder weiche Stühle mit Übelkeit. Reichliche Schleimsekretion aus dem Anus, die die Wäsche verfärbt; verbunden mit Brennen, Kribbeln und Jucken. Wechsel von Durchfall und Verstopfung bei alten Menschen.
APIS	Unfreiwilliger Stuhlabgang bei jeder Bewegung, so, als stünde der Anus weit offen; dauerndes Aussickern, das vom Patient nicht bemerkt wird.
ARGENTUM NITRICUM	Diarrhöe nach Zuckergenuß, nach welchem das Kind ein starkes Verlangen hat (Cholera infantum). Diarrhöe; Stühle verfärben sich auf den Windeln grün.
ARNICA	Abgang von äußerst übelriechendem Flatus. Unfreiwillige Stühle bei Fieber, faulig riechend, dunkel und blutig, manchmal wundmachend.
ARSENICUM ALBUM	Erbrechen und Stuhl gleichzeitig. • Unfreiwilliger Durchfall.
BERBERIS	Analfistel mit stechenden Schmerzen, besonders beim Husten.
BRYONIA	Obstipation; die Stühle sind groß, hart und trocken, wie ausgedörrt. Fauliger Durchfall; Geruch wie alter Käse. Schlechter besonders morgens, bei Bewegung und bei heißem Wetter.

Anus und Stuhl

CALCIUM CARBONICUM
Saurer Geschmack im Mund, saurer Geschmack der Speisen; saures Erbrechen besonders bei zahnenden Kindern, ebenso saurer Durchfall.

CALCIUM PHOSPH.
Diarrhöe; aufgrund des Flatus erfolgt die Entleerung unter lautem Sprudeln.

CANTHARIS
Weiße oder blaßrote Schleimstühle, als wären die Eingeweide blutig.

CAPSICUM
Tenesmen von Rektum und Blase gleichzeitig.

CARBO VEGETABILIS
Große, blaue, hervortretende Hämorrhoiden, die manchmal eitern, brennen und einen widerlichen Geruch ausströmen.
Häufige, unfreiwillige Entleerung von aasartigen, ekelhaft stinkenden Stühlen; von Brennen im Anus begleitet.

CAUSTICUM
Häufiger, erfolgloser Stuhldrang mit starken Schmerzen, Angst, Unruhe und Gesichtsröte.
Hämorrhoiden; durch Überanstrengung der Stimme und langes Stehen (Prediger!).
Stuhl geht nur im Stehen ab.
Das Gehen ist aufgrund von Fissuren und anderen Beschwerden von Anus und Rektum unerträglich.

CHAMOMILLA
Stühle grün, wäßrig und wundmachend, mit Kolik, Durst, bitterem Geschmack im Mund oder bitterem Aufstoßen.

CHELIDONIUM
Dünne, knotige (wie Schafsdung), hellgelbe Stühle, manchmal goldgelb.

CHINA
Diarrhöe, schlechter nachts; die Stühle bestehen aus Unverdautem.
Durchfall nach Trinken ungewohnten Wassers.
Gelbe, wäßrige, schmerzlose Stühle, die aus Unverdautem bestehen.

COLCHICUM
Abgang eines gallertartigen Schleimes aus dem After, mit starken Tenesmen.

86 Anus und Stuhl

COLOCYNTHIS — Nach der geringsten Speisen- oder Flüssigkeitsaufnahme setzen ruhrartige Durchfälle ein.

CONIUM — Schwäche mit Zittern nach Stuhlentleerung.

CROTON TIGLIUM — Schwappen in den Eingeweiden, wie von Wasser. Gelbe, wäßrige Stühle; explosionsartige Entleerung; Verschlechterung nach Essen, Trinken oder Stillen.

DULCAMARA — Wäßrige, bzw. schleimige Diarrhöe nach einer Erkältung oder bei kalt-feuchtem Wetter.

FERRUM — Hartnäckige Durchfälle; bestehend aus Schleim und Unverdautem; die Stühle sind wundmachend und erschöpfend, ihre Entleerung ist schmerzlos; schlechter nach dem Essen.
Durchfall; Verschlechterung morgens, schlechter Schlaf vor Mitternacht (J.C.M.).

GAMBOGIA — Dünne, gelbe, kotige Stühle, die nach großer Anstrengung auf einmal abgehen.

GELSEMIUM — Diarrhöe nach plötzlichen deprimierenden Ereignissen (Schreck, schlechte Nachrichten, Aufregung, Kummer usw.).
• Unfreiwilliger Stuhlabgang bei Furcht.

GRAPHITES — Braune, flüssige Stühle mit Unverdautem vermischt; von unerträglichem Geruch.
• Durchfall nach unterdrückten Ausschlägen mit unerträglichem Geruch.

GRATIOLA — Diarrhöe mit gelben, grünlich-gelben oder wäßrigen Stühlen, die unter heftigem Druck entleert werden und von Brennen im After gefolgt sind.

HEPAR SULFURIS — Durchfall; grün, schleimig, manchmal grau, saurer Geruch.

HYDRASTIS — Klumpiger, mit Schleim bedeckter Stuhl; Rektumschmerzen nach der Entleerung.

IGNATIA	Stiche verlaufen vom Anus in das Rektum. Rektumprolaps schon durch mäßiges Stuhlpressen. Zusammenziehende Schmerzen des Rektums, noch zwei Stunden nach der Entleerung; wie bei inneren Hämorrhoiden. Wundschmerzen des Anus ohne Beziehung zum Stuhlgang.
IPECACUANHA	Hefeähnlicher, schaumiger, grasgrüner bzw. wie vergorener Stuhlgang; begleitet von Übelkeit und Erbrechen.
IRIS VERSICOLOR	Brennen vom Mund bis zum Anus (wie ein inneres Feuer).
JATROPHA	Profuse, wäßrige Stühle, in einem Guß entleert, mit Erbrechen einer wäßrigen, eiweißartigen Substanz.
KALIUM CARBONICUM	Hämorrhoiden nach der Niederkunft, mit stechenden Schmerzen.
KALIUM NITRICUM	Durchfall nach Genuß von Kalbfleisch.
LACHESIS	Dauernder, quälender Drang im Rektum, jedoch kein Stuhlgang. Gefühl von Klopfen im Anus; wie von kleinen Hämmern. Darmblutungen bei typhoiden Zuständen; im Boden der Schüssel erscheinen schwarze Blutteilchen, wie Stückchen von verkohltem Stroh. Stühle sehr stinkend; hart oder weich. Hämorrhoiden verursachen beim Husten stechende Schmerzen.
LEPTANDRA	Reichlicher Abgang von schwarzen, teerartigen Stühlen.
LYSSINUM	Stuhldrang; schlechter bei Hören oder Sehen von Wasser.
MAGNESIUM CARBONICUM	Wäßrige, schaumige, grüne Stühle (wie Froschlaich).

MAGNESIUM MURIATICUM	Harte, knotige, schwierig zu entleerende Stühle, welche bei der Passage den Anus verletzen. • Verstopfung bei Kindern während der Zahnung.
MERCURIUS CYANATUS	Anhaltender Stuhldrang und Tenesmen; Schmerzen vor, während und nach dem Stuhl. Heftige Tenesmen und anhaltender Drang nach Entleerung; Gefühl des „Nie-Fertigseins".
NATRIUM MURIATICUM (CHLORATUM)	Obstipation mit Einschnürungsgefühl im Anus; die mühsame Entleerung führt zu blutenden, schmerzenden Fissuren.
NATRIUM SULFURICUM	Heftige Entleerung einer dünnen, gelben Flüssigkeit, morgens nach dem Aufstehen.
NUX MOSCHATA	Durchfall; Konsistenz wie gehackte Eier oder Unverdautes, von Appetitlosigkeit und großer Schläfrigkeit begleitet, besonders im Sommer, bei Kindern.
NUX VOMICA	Häufige Entleerung von kleinen, schleimigen oder blutigen Stuhlportionen mit Schmerzen im unteren Rückenabschnitt; Tenesmen oder Stuhldrang; Besserung sofort nach Stuhlgang. Häufiger, erfolgloser Stuhldrang, oder Entleerung kleiner Mengen bei jedem Versuch.
OLEANDER	Unfreiwilliger Abgang von Stuhl mit dem Flatus; dabei geht Unverdautes vom vorigen Tag ab.
OPIUM	Reizbar und nervös; der Stuhl geht nur in Form von harten, schwarzen Kugeln ab. • Unfreiwilliger Stuhlabgang nach Furcht.
PHOSPHORUS	Wäßrige Stühle mit weißen Schleimklumpen; wie kleine Talg- oder Sagokörnchen. Hydrantenstühle, wäßrig, in großen Mengen; besser nach Schlaf. Obstipation; die Stühle sind hart, lang, schmal und zäh wie Hundekot; mühsame Entleerung.

PLATINUM	Schleimabgang mit Tenesmen durch den weit geöffneten Anus. Chronischer, schmerzloser Durchfall unverdauter Speisen; nachts heftiger Durst nach Wasser. Häufiger Durchfall während eines Choleraausbruchs. Die Stühle kleben wie weicher Ton und gehen deshalb nur mühsam ab.
PLUMBUM	• Verstopfung nach Bleivergiftung und nach langen Reisen in fremde Kulturkreise. Übermäßige Schmerzen im Bauchraum, die von dort aus in alle Körperregionen ausstrahlen. Stuhl aus kleinen Kugeln zusammengesetzt, wie Schafskot. Unfreiwilliger Abgang von Urin mit Stuhl; oder kann Urin nur mit Stuhl entleeren. Inaktivität des Rektums; selbst kleine Stühle erfordern große Anstrengung.
PSORINUM	Äußerst übelriechende Stühle; aasartig oder wie faule Eier. Übelriechende, dünnflüssige, braune Stühle, die wie faule Eier riechen.
PULSATILLA	Ruhrartige Stühle von klarem, gelbem, rotem oder grünem Schleim; mit oder ohne Tenesmen und starken Schmerzen, die vom Anus zum Kreuzbein ausstrahlen. Wechselnde Beschaffenheit der Stühle; keine zwei Stühle sind von gleicher Konsistenz.
RAPHANUS	Lange Zeit hindurch weder Winde noch Aufstoßen.
RHUS TOXI-CODENDRON	Bei jeder Stuhlentleerung Schmerzen, die in die Extremitäten ausstrahlen.
RUTA	Prolaps des Rektums, sofort beim Entleerungsversuch; auch beim vorsichtigen Bücken; nach der Niederkunft.

SECALE	Cholera infantum; große Schwäche; Durchfall und Erbrechen; heftiger Durst, blasses Gesicht, eingefallene Augen; trockene Hitze; beschleunigter Puls; unruhig und schlaflos, will nicht zugedeckt sein.
SELENIUM	Harter Stuhl, so groß und zusammengepreßt, daß ein Abgang ohne mechanische Hilfe nicht möglich ist.
SEPIA	Obstipation mit harten, knotigen Stühlen, die mühsam abgehen; Gefühl eines Klumpens oder Gewichts im Rektum; keine Besserung nach Stuhlentleerung.
SILICEA	Obstipation; kleine Mengen, harte Klumpen, von heller Farbe, Entleerung mühsam (Zurückschlüpfen); Rektum scheint inaktiv.
STAPHISAGRIA	Schon die kleinsten Mengen von Speisen oder Flüssigkeiten verursachen Bauchschmerzen und Tenesmen; bei Ruhrerkrankungen im Sommer.
SULFUR	Urin und Stuhl wundmachend (verursachen Schmerzen an den Stellen, mit denen sie in Berührung kommen). Durchfall einige Stunden nach Mitternacht, oder morgens, gegen 5 Uhr. Sowie die Tenesmen aufhören, schläft das Kind nach dem Stuhl ein.
THUJA	Feigwarzen um den Anus, oder an anderen Stellen des Körpers. Stuhl geht gewaltsam ab; mit einem Gurgeln, als ob Wasser aus einem Spundloch liefe.
VERATRUM ALBUM	Obstipation; Stühle groß und hart; Rektum scheint inaktiv; kalter Stirnschweiß beim Entleerungsversuch.
ZINGIBER	Durchfall nach Genuß unreinen Wassers.

Nieren und Harnwege

Nieren und Harnwege

ACIDUM ACETICUM	Große Mengen hellen Urins; besonders, wenn von starkem Durst und trockener, heißer Haut begleitet.
ACIDUM BENZOICUM	Urin kräftig gefärbt; außerordentlich starker und ekelhafter Geruch; mit vielen Beschwerden. • Bettnässen zarter Kinder.
ACIDUM LACTIS	Bei Diabetes, besonders in Verbindung mit rheumatischen Schmerzen und Gelenkschwellungen.
ACIDUM MURIATICUM	Patient muß so fest pressen, um die Miktion in Gang zu bringen, daß der After vorfällt; heftige Schmerzen am Ende der Miktion (Berb., Sars., Thuja, Puls.).
ACIDUM NITRICUM	Spärlicher, dunkelbrauner Urin, der fast unerträglich stark nach Pferdeharn riecht.
ACIDUM PHOSPH.	Muß nachts häufig aufstehen; dabei geht eine große Menge farblosen Urins ab. Milchiger Urin mit gallertartigen Substanzen; von Nierenschmerzen begleitet. Weiße, gallertartige Flöckchen im Urin.
ACONITUM	Schmerzhafte, erschwerte Miktion, Urin geht nur tropfenweise ab, dabei feuerrot, brennendheiß oder dunkel gefärbt; mit Unruhe oder fiebrigen Zuständen. Harnretention nach Erkältung; mit Unruhe und Weinen, besonders bei Kindern.
ALUMINA	Urin geht nur beim Stuhlpressen ab.
ANTIMONIUM TARTARICUM	Schmerzhafter Harndrang mit kleinen Portionen, zum Schluß dunkelrot oder blutig, mit Stichen in der Blase und Brennen im Ureter.
APIS	Harninkontinenz mit starkem Reizzustand der Harnwege; schlechter nachts und beim Husten. Urinmengen spärlich, dunkles, kaffeesatzartiges Sediment. Spärlicher Urin mit Fehlen von Durst (Wassersucht).

94 Nieren und Harnwege

ARNICA	Blutiger Urin; aufgrund mechanischer Ursachen. • Harnverhaltung nach Verletzungen. • Ständiges Harnträufeln nach einer Wehe.
ARSENICUM ALBUM	Harnunterdrückung oder Retention; ohne geringsten Drang zur Entleerung.
BELLADONNA	Unfreiwilliger Harnabgang; dauerndes Tröpfeln; Lähmung des Blasenhalsschließmuskels.
BERBERIS	Nieren- oder Harnwegsbeschwerden mit stechenden, schneidenden Schmerzen, die von der linken Niere aus den Verlauf des Harnleiters zur Blase nehmen. Bei Schmerzen, die von der Nierengegend ausgehen und bis zu den Hüften ausstrahlen.
BORAX, SARSAPARILLA LYCOPODIUM	Schmerzhafte Miktion, so daß das Kind vor Angst vorher schreit.
CANNABIS INDICA	Außerordentlich starke, brennende oder stechende Schmerzen im Harnleiter vor, während und nach der Miktion. Urin träufelt nach; muß die letzten Tropfen mit Hilfe der Hand entleeren.
CANNABIS SATIVA	Starke Rückenschmerzen in der Nierengegend mit Harndrang und blutigem Urin. Gefühl einer Entzündung in der Harnröhre; Penis sehr berührungsempfindlich; ziehende Schmerzen während der Erektion. Ziehende Schmerzen von der Nierengegend bis zu den Lymphdrüsen der Leisten, die von einem beunruhigenden Gefühl von Übelkeit begleitet sind.
CANTHARIS	Tenesmen der Blase; Harn außerordentlich brennend; geht nur tropfenweise ab. Schneidende, zusammenziehende Schmerzen von den Ureteren bis zum Penis, bisweilen von außen

Nieren und Harnwege

	nach innen verlaufend; Druck auf die Eichel bringt ein wenig Linderung.
CAPSICUM	Brennende Schmerzen in der Harnröhrenöffnung vor, während und nach der Miktion. Purulente Absonderung der Harnröhre; blutig und von sahneähnlicher Beschaffenheit.
CAUSTICUM	Unfreiwilliger Harnabgang beim Husten, Niesen, Schneuzen oder Gehen. Harnröhre taub und unempfindlich, kann im Dunkeln nur durch Berühren feststellen, ob Harn abgeht oder nicht.
CHELIDONIUM	Dunkelgelber bzw. dunkel-braunroter Urin, der beim Harnlassen trüb ist und Wäsche oder Windeln verfärbt.
CHIMAPHILA UMBELLATA	Chronische Blasen- und Nierenleiden; große Mengen eines dicken, fadenziehenden Schleimsediments im Urin.
CINA	Urin wird nach kurzem Stehen milchig. Bettnässen bei Kindern mit Wurmsymptomen, wie Nasenbohren, Zupfen an der Nase, usw.
COLOCYNTHIS	Häufiger Drang mit Abgang kleiner Mengen; fötider, visköser, gallertartiger, sich verdickender Urin.
CONIUM	Sehr erschwerte Miktion; Harnstrahl setzt bei jeder Miktion mehrmals aus.
DULCAMARA	Harnwegsbeschwerden, nachdem man feuchter Kälte ausgesetzt war.
EQUISETUM	Starke, dumpfe Schmerzen in der Blase, die sich auch nach Entleerung nicht bessern. Bildung großer Schleimmengen, nachdem der Urin längere Zeit gestanden hat.
GELSEMIUM	Reichlicher Abgang eines wasserhellen Urins; bringt bei Kopfschmerzen Besserung.

HAMAMELIS	Hämaturie aufgrund passiver Kongestion der Nieren; dumpfe Schmerzen in der Nierengegend. • Venöse Stauung der Nieren und der ableitenden Harnwege.
HELONIAS DIOICA	Patient schwach und abgespannt; Gefühl von Schwere in der Nierengegend; Urin klar, hell, oder eiweißhaltig.
HEPAR SULFURIS	Miktion erschwert; muß eine Weile warten, ehe Urin abgeht; Blase kann nicht vollständig entleert werden; fehlende Austreibungskraft; Urin tropft von selbst.
HYDRASTIS	Blasenkatarrh, mit dickem, fadenziehendem Schleimsediment im Urin.
IGNATIA	Häufige und reichliche Entleerung eines wasserhellen Urins (bei hysterischen Frauen).
KREOSOTUM	Urin geht nur im Liegen ab. Bettnässen während der ersten Schlafphase. Dabei ist der Schlaf so fest, daß das Kind nur sehr schwer aufzuwecken ist.
LAC DEFLORATUM	Reichlicher, farbloser, wasserheller Urin, in Verbindung mit Migräne.
LACHESIS	Urin fast schwarz und schaumig; häufige Entleerung.
LILIUM TIGRINUM	Ständiger Druck auf die Blase; hat ständig das Bedürfnis, zu urinieren (bei Gebärmutterverlagerung).
LYCOPODIUM	Urin klar, farblos, mit rotem Sand. Starke Schmerzen der Harnwege oder Rückenschmerzen, die sich nach dem Harnlassen bessern. Stiche im Blasenhals und After zur gleichen Zeit.
MAGNESIUM MURIATICUM	Blase kann nur unter Einsatz der Bauchmuskulatur entleert werden.

Nieren und Harnwege 97

MERCURIUS CORROSIVUS	Urin spärlich, blutig; mit eiweißhaltigen Fäden, Schleimflocken, oder dunklen, fleischähnlichen Schleimstückchen. Starke Tenesmen von Blase und Rektum gleichzeitig.
NATRIUM MURIATICUM (CHLORATUM)	Schneiden in der Urethra nach der Miktion. • Exzessive Mengen wasserhellen Urins bei großem Durst (Diabetes insipidus).
NUX VOMICA	Schmerzhafter, erfolgloser Harndrang; Urin geht tropfenweise, unter Brennen und Reißen in Harnröhre und Blasenhals ab (vor allem bei Menschen mit sitzender Lebensweise).
OCIMUM CANUM	Rechtsseitige Nierenkolik mit heftigem Erbrechen im Abstand einer Viertelstunde; Patient windet sich vor Schmerz, schreit und stöhnt; Hämaturie mit Ziegelmehlsediment nach der Kolik.
OPIUM	Kind läßt trotz gefüllter Blase keinen Urin; auch keinen Stuhl; verursacht durch eine heftige Gemütsbewegung der stillenden Frau. Blase gedehnt, jedoch keine Austreibungskraft, so daß katheterisiert werden muß.
PAREIRA BRAVA	Dauernder Harndrang, mit Brennen und heftigen Schmerzen in der Eichel; Schmerzen strahlen bis in die Schenkel aus; der Patient schreit vor Schmerz. Der Urin hat einen starken, ammoniakartigen Geruch und enthält große Mengen dicken, zähen Schleimes.
PETROLEUM	Anhaltendes Nachträufeln von Urin nach der Miktion.
PETRO-SELINUM	Plötzlicher Harndrang; das Kind springt auf und ab. Heftiges Jucken der Harnröhre.
PHYTOLACCA	Kreideähnliches Sediment im Urin.

PULSATILLA	Harnverhalten mit starkem Harndrang; auffallend schlechter im Liegen, besonders auf dem Rücken. Bettnässen, besonders bei kleinen Mädchen (beim Husten oder Niesen).
RAPHANUS	Trüber Urin mit hefeähnlichem Sediment.
SARSAPARILLA	Heftige Schmerzen am Ende der Miktion. Urin tröpfelt im Sitzen; Blase kann jedoch im Stehen gut entleert werden. Kann nur im Stehen Harn lassen.
SEPIA	Dicker, schleimiger Urin, sehr übelriechend, mit gelbem oder teigigem Sediment, der bisweilen wie gebrannter Ton an der Schale haftet. Kind näßt das Bett während des ersten Schlafes.
STAPHISAGRIA	Brennende Schmerzen der Harnröhre, die sich zwischen den Miktionen einstellen; verschwinden beim Harnlassen.
STRAMONIUM	Oligurie bis Anurie bei akuten Erkrankungen (besonders bei Kindern).
TEREBINTHINA	Heftige, brennende und ziehende Schmerzen in der Nierengegend; Urin spärlich und blutig, wolkig, rauchig, eiweißhaltig.
ZINCUM	Sitzt vornübergebeugt mit überschlagenen Beinen und hat dabei das Gefühl, als würde die Blase bersten, kann aber nur kleine Urinmengen abgeben. Dauernder Harndrang; kann nur im Sitzen, nach hinten gelehnt, Harn abgegeben; viel Sand im Sediment.

Männliche Geschlechtsorgane

Männliche Geschlechtsorgane 101

ACIDUM NITRICUM	Sykotische Auswüchse (Warzen, Kondylome) auf der Eichel; bei Berührung häufig blutend.
ACIDUM PHOSPH.	Schwäche der Geschlechtsorgane; große Schwäche nach Koitus; häufige schwächende Ausflüsse; Wahrnehmungsvermögen abgestumpft.
ACIDUM PICRINICUM	Priapismus bei spinalen Erkrankungen; heftigste Erektionen.
AGNUS CASTUS	Sexuelles Verlangen vermindert, fast erloschen; Penis derart erschlafft, daß selbst erotische Phantasien keine Erektion mehr hervorrufen. Impotenz bei Patienten, die häufig Gonorrhöe hatten; schleimiger Ausfluß; Folgen von Ausschweifungen; gelber Ausfluß.
ARGENTUM METALLICUM	Hoden schmerzen wie gequetscht; durch Berührung der Kleidung verschlechtert.
CALADIUM	Impotenz mit Depression; Penis erschlafft, dabei sexuelle Erregung und Verlangen.
CHINA	Onanie; Folgen übermäßigen Samenverlustes.
CINNABARIS	Rötung und Schwellung oder Warzen auf der Vorhaut; juckend, blutend, empfindlich. Rote und geschwollene Schanker mit erhöhten Rändern; unempfindlich; Absonderung eines dünnen Eiters.
CLEMATIS	Schmerzhafte Entzündung des Hodens bzw. Verhärtung danach.
CONIUM	Folgen unterdrückten Verlangens oder aber übermäßiger sexueller Betätigung.
CORALLIUM RUBRUM	Geschwüre, die flach und äußerst berührungsempfindlich sind; Schanker an jeder beliebigen Stelle von Penis oder Skrotum.
CROTON TIGLIUM	Bläschenausschlag auf Skrotum und Penis; häufig mit quälenden Schmerzen.

GELSEMIUM	Unfreiwilliger Samenerguß ohne Erektion.
GRAPHITES	Auf dem Skrotum feuchter, juckender Ausschlag; klebrige, gallertartige Absonderung.
HAMAMELIS	Krampfaderbruch; Schmerzen laufen den Samenstrang hinunter zum Hoden; Orchitis; starke Schwellung und Schmerzen.
HEPAR SULFURIS	Genitalien und Hautpartien zwischen Skrotum und Oberschenkel sind feucht, wund und schmerzhaft.
HYDRASTIS	Gonorrhöe, zweites Stadium, zäher, gelber Ausfluß.
HYOSCYAMUS	Übermäßig gesteigerter Geschlechtstrieb; entblößt sich dabei.
LYCOPODIUM	Impotenz; Penis klein, kalt, erschlafft, Verlangen fehlt oder ist erhalten.
MERCURIUS	Gonorrhöe mit Phymose oder schankerähnlichen Erscheinungen; grüner Ausfluß; schlechter nachts.
MERC. PROTO-JODATUS Nash **MERC. JODA-TUS FLAVUS**	Hunter'scher (harter) Schanker. Sekundäre Symptome sind äußerst selten, wenn das Mittel in der 1000. Potenz verabreicht wird.
NATRIUM MURIATICUM (CHLORATUM)	Haarausfall in der Schamgegend. Nachttripper; klarer Schleim; chronisch nach Mißbrauch von Argentum nitricum. • Impotenz nach übermäßiger sexueller Betätigung und Rückenmarks-Irritationen.
NATRIUM SULFURICUM	Gonorrhöe; gelblich-grüner Ausfluß von dicker Beschaffenheit, kaum Schmerzen, besonders bei hydrogenoider Konstitution.
NUPHAR	Sexuelles Verlangen erloschen; Penis eingezogen; Skrotum erschlafft.

PHOSPHORUS	Geilheit; entblößt sich; erotische Manie; unwiderstehliches Verlangen nach Koitus.
PULSATILLA	Harnröhrenausfluß; dick, mild, gelb oder gelbgrün. Orchitis nach Erkältung oder unterdrückter Gonorrhöe.
RHODO-DENDRON	Hoden, besonders Nebenhoden äußerst berührungsempfindlich; eingezogen, geschwollen und schmerzhaft.
SELENIUM	Aussickern von Prostatasekret im Sitzen, beim Gehen, während des Schlafes, während der Defäkation.
STAPHISAGRIA	Wollüstiges Jucken des Skrotums (Crot.t.). Hypochondrie nach Ausschweifungen oder durch dauerndes Nachhängen sexueller Gedanken und Phantasien. Folgen von Onanie; hypochondrisch; eingefallenes Gesicht; betretenes, verlegenes Aussehen; nächtliche Pollutionen; Rückenschmerzen; Genitalien erschlafft; Schwächegefühl in den Beinen.
THUJA	Feuchte, sykotische Auswüchse auf der Eichel und Vorhaut.

Weibliche Geschlechtsorgane

AESCULUS	Unterleibsbeschwerden (Gebärmutterleiden mit ständigen Rückenschmerzen) in der Lumbosakralgegend; schlechter beim Gehen oder Bücken.
ALUMINA	Überaus große Mengen eines klaren, schleimigen Ausflusses.
AMBRA	Bei geringsten Anlässen kommt es zu Zwischenblutungen; z.b. nach einem Spaziergang oder einem zu festen Stuhl.
AMMONIUM CARBONICUM	Choleraähnliche Symptome zu Beginn der Regel. Jede Regel ist von intestinalen Blutungen begleitet.
ANTIMONUM CRUDUM	Empfindlichkeit der Eierstockgegend, mit Übelkeit, Erbrechen und weiß belegter Zunge.
ANTIMONIUM TARTARICUM	Ausfluß von wäßrigem Blut, meist anfallsweise; verschlechtert sich beim Sitzen.
ARGENTUM METALLICUM	Schmerzen, vornehmlich des linken Ovars (Lach.); Lycopodium und Apis hauptsächlich dann, wenn der rechte Eierstock betroffen ist.
ARNICA	Zerschlagenheitsschmerz des Uterus post Partem (oder mit Prolaps). Schmerzen in der Gebärmutter, die das Aufrechtgehen erschweren; wund, wie zerschlagen.
ASA FOETIDA	Gefühl einer vom Magen in den Hals aufsteigenden Kugel; bei hysterischen Personen; Gebärmutterleiden.
BOVISTA	Regel fließt nur nachts (oder nur bei Tag und setzt im Liegen aus, Cact., Caust,, Lil t.).
BROMIUM	Geräuschvoller Abgang von Winden durch die Scheide.
BRYONIA	Häufiges Nasenbluten bei verspäteter bzw. ausbleibender (unterdrückter) Periode. Schweregefühl in den Brüsten; steinhart; blaß und hart, oder heiß und schmerzhaft; muß die Brüste stützen.

CALCIUM CARBONICUM	Regel einige Tage zu früh und zu stark. Die geringste Aufregung kann das Wiedereinsetzen einer starken Regelblutung verursachen.
CARBO ANIMALIS	Die Menstruation erschöpft so sehr, daß das Sprechen kaum möglich ist.
CARBO VEGETABILIS	Krampfadern an der Vulva und den äußeren Geschlechtsteilen.
CAULOPHYLLUM	Passive Blutungen; Sickerblutungen von den erschlafften Gefäßen des Uterus, mit Zittern und Schwäche des ganzen Körpers.
CAUSTICUM	Regelblutung fließt nur tagsüber; setzt nachts aus.
CHAMOMILLA	Nach oben ziehende Wehenschmerzen, Hitzegefühl, durstig, schlechte Laune.
CHINA	Blutungen nach der Entbindung, mit starker Erschöpfung aufgrund des Blutverlustes; Sehverlust, Ohrensausen, Ohnmacht.
CIMICIFUGA	Schmerzen unterhalb der Brust; besonders im Klimakterium. Starke Rückenschmerzen, die durch die Hüften und die Oberschenkel ziehen; starkes Druckgefühl im Genitalbereich.
COCCULUS	Absonderung eines blutigen Schleimes aus dem Uterus während der Schwangerschaft. Leukorrhöe statt der Regelblutung; zwischen den Regeln, während der Schwangerschaft.
CONIUM	Dismenorrhöe mit Schmerzen in der Herzgegend. Stechende, bohrende Schmerzen der Cervix uteri mit harter Geschwulst (Szirrhus). Der Regel gehen Schwellungen und Schmerzen in den Brüsten voraus. Verhärtung der Brust, besonders nach Stoß oder Verletzung.

Weibliche Geschlechtsorgane

CROCUS — Gefühl von etwas Lebendigem im Abdomen oder Uterus, das rollt, hüpft, oder sich hin- und herbewegt.
Metorrhagien; dabei ist die Blutung dunkel, schwarz, zäh, fadenziehend und übelriechend; Verschlechterung bei Bewegung.

CROTON TIGLIUM — Quälende Schmerzen beim Stillen von der Brustwarze zur Schulter.

CYCLAMEN — Profuse Regelblutungen mit dunklem, klumpigen Blut, von Betäubungsgefühl oder Sehstörungen begleitet.

DULCAMARA — Hautausschlag geht der Periode voraus.

FERRUM JODATUM — Dauerndes Gefühl des Abwärtsdrängens, als ob sich etwas loslösen würde; beim Sitzen das Gefühl, als würde etwas nach oben gedrückt. Der Gebärmutterhals kann berührt werden.

FERRUM METALLICUM — Die Regel setzt zwei oder drei Tage aus, kommt dann wieder; das Blut ist blaß, wäßrig oder klumpig.
Menorrhagie mit wehenähnlichen Schmerzen im Abdomen und glühender Hitze im Gesicht; abgehendes Blut teils blaß, teils klumpig.

GELSEMIUM — Schneidende Schmerzen im Abdomen, von vorne, hinten und nach oben, wodurch die Wehen ohne Wirkung bleiben.

GRAPHITES — Laktation durch alte Narben behindert.
Leukorrhöe, weiß und schleimig. Große Schwäche im Kreuz, besonders beim Gehen oder Sitzen.

HELONIAS — Spürt die Gebärmutter bei Bewegung deutlich; sehr schmerzempfindlich.
Schwächegefühl in der Sakralgegend, mit atonischem Uterusprolaps, von ausgeprägter Schwermut begleitet.

HYDRASTIS	Weißfluß; zäh, viskös, dick, gelb, hängt bisweilen an langen Fäden vom os uteri.
HYOSCYAMUS	Erotische Manie; schamlos, versucht sich abzudecken und zu entblößen.
IGNATIA	Pruritis vulvae; Juckreiz erstreckt sich bis in die Scheide (SWOPE).
IPECACUANHA	Schweres Atmen bei Gebärmutterblutungen. Hämorrhagien post partem, reichlich, hellrot, von anhaltender Übelkeit begleitet.
JODUM	Leukorrhöe, gelb, dick und so stark ätzend, daß die Wäsche durchlöchert wird.
KALIUM BICHROMICUM	Weißfluß mit zäher Absonderung, die sich in lange Fäden ziehen läßt.
KALIUM CARBONICUM	Wehenschmerzen; beginnend im Rücken, verlaufen jedoch nicht wie normale Wehenschmerzen nach vorne, sondern ziehen an den Gesäßmuskeln oder am Gesäß hinunter.
KREOSOTUM	Leukorrhöe, stinkend, ätzend und wundmachend; von großer Schwäche begleitet. Regelblutung fließt nur im Liegen, hört beim Sitzen oder Umhergehen auf. Wochenfluß; übelriechend und wundmachend; hört auf; setzt dann aber verstärkt wieder ein.
LACHESIS	Schmerzen in der Gebärmutterregion; nehmen solange zu, bis eine Blutung aus der Scheide erfolgt; Wiederholung nach ein paar Stunden oder Tagen.
LILIUM TIGRINUM	Regelblutung fließt nur im Umhergehen; in Ruhelage hört die Blutung auf. Starkes Gefühl von Abwärtsdrängen in die Uterusregion. Hat im Stehen das Empfinden, als würde sich der Inhalt des Beckens durch die Scheide entleeren. Gegendruck der Hand auf die Vulva oder Hinsetzen bringt Erleichterung.

Weibliche Geschlechtsorgane 111

LYCOPODIUM — Schneidende Schmerzen in der Eierstockgegend, die von rechts nach links ziehen.

MAGNESIUM CARBONICUM — Regel fließt nur nachts oder im Liegen; setzt beim Gehen aus.

MERCURIUS — Weißfluß, grünlich, schmerzhaft, juckend; verschlechtert sich nachts.

MERCURIUS VIVUS — Heftiger Juckreiz der Genitalien; verschlechtert sich durch den Kontakt mit Harn (nach Miktion). Während der Menstruation Unruhe, Rötung der Zunge mit dunklen, brennenden Flecken, Salzgeschmack im Mund, Nervosität, kränkliche Farbe des Zahnfleisches.

MUREX — Gefühl von Wundsein in der Gebärmutter; ausgeprägtes Organgefühl.
- Als ob die Gebärmutter herausgepreßt würde.
- Muß sich aufsetzen und die Beine übereinanderschlagen, um den Druck zu erleichtern.

NATRIUM CARBONICUM — Druck im Unterbauch zu den Genitalien; so, als ob der Inhalt des Bauchraumes abgehen würde.

NUX VOMICA — Schmerzen bei der Entbindung; von erfolglosem Harn- und Stuhldrang begleitet.
Regel verfrüht, zu reichlich, zu lang andauernd, mit Beschwerden zu Beginn, die sich aber während der Blutung bessern, bzw. verschwinden.
Während der Regel ein Gefühl starken Druckes im Rücken, und zwar von innen nach außen, Abwärtsdrang in das Abdomen und Ziehen in den Extremitäten.

PHOSPHORUS — Weißfluß; beißend, ätzend, schmerzhaft, blasenziehend.

PHYTOLACCA — Brustdrüsen voller kleiner, harter, schmerzhafter Knötchen.
Eiterungen der Brüste mit großen, fistähnlichen Öffnungen.

Brustwarzen rissig und wund; starke Schmerzen, wenn das Kind an die Brust gelegt wird. Die Schmerzen strahlen von der Brustwarze in den ganzen Körper aus.

PLATINUM Genitalien äußerst berührungsempfindlich.

PULSATILLA Periode verspätet, spärlich oder unterdrückt; besonders nach einer Erkältung der Füße.
* Stagnierender Wochenfluß, besonders nach Gabe von Wehenmitteln.

RHUS TOXI-CODENDRON Der Monatsfluß verursacht heftige, beißende Schmerzen in der Vulva.
Nachdem der Wochenfluß sich fast eingestellt hat, kommen abermals übelriechende Blutungen.

SABINA Ziehende Schmerzen vom Rücken zur Schamgegend.

SECALE CORNUTUM Schwarze, eitrige Absonderung mit Ameisenlaufen in den Gliedern und großer Schwäche.
Passive Blutungen; alles erscheint zu schlaff (bei dünnen, hageren Frauen).
Schwache, aussetzende, beunruhigende Wehenschmerzen bei schwachen, kachektischen Frauen (C 200).
Reichliche Blutung, schwarz, dünn; schlechter bei der geringsten Bewegung; krampfartige Bewegungen (Fehlgeburt).
Entbindung; die Schmerzen ziehen sich lange hin; Gefühl von Drücken und Drängen in der Gebärmutter (besonders bei dünnen, hageren, kachektischen Frauen).

SEPIA Uterusprolaps mit Verhärtungen, Ulzerationen und profuser Leukorrhöe.
Abwärtsdrang des Uterus (Gefühl, als ob die Gebärmutter durch die Scheide abgehen würde), Schmerzen im Abdomen; muß die Beine übereinanderschlagen, um ein Herausfallen zu verhindern.

	Abwärtsdrang der Gebärmutter, mit dem Gefühl, eine Kugel oder ein Klumpen läge im After. Entleerung bringt keine Besserung.
SILICEA	Ausgeprägte Obstipation vor und während der Regel; kalte Füße. Monatsblutung sehr stark, mit wiederholten Anfällen von Kälteschauern am ganzen Körper. Die Muttermilch ist von so schlechter Beschaffenheit, daß das Kind die Milch entweder verweigert oder bald nach dem Trinken erbricht.
STRAMONIUM	Dysmenorrhöe mit außerordentlicher Geschwätzigkeit, vielen Tränen und demütigem Beten. Leukorrhöe mit ausgeprägtem Kräfteschwund, der seinen Sitz im Brustraum zu haben scheint. Schlechter durch Vorlesen und Reden.
SULFUR	Brennen in der Scheide, das derart heftig ist, daß die Patientin kaum stillhalten kann.
SYPHILINUM	Außerordentlich starker Weißfluß.
TRILLIUM PENDULUM	Menses; reichlich, alle zwei Wochen, dauert eine Woche oder länger; vor allem nach Überanstrengung (zu langem Reiten). Gebärmutterblutung; Ohnmachtsneigung, Sehschwäche, Herzklopfen, hört trotz verstopfter Ohren Geräusche.
USTILAGO MAYDIS	Passive Metrorrhagien mit hellem oder dunklem Blut, das von zahlreichen Klumpen durchsetzt ist. Schmerzen der Ovarien.
VERATRUM ALBUM	Dismenorrhöe mit Erbrechen und Stuhl, oder erschöpfende Durchfälle; dabei kalter Schweiß.
VIBURNUM OPULUS	Schmerzen beginnen im Rücken und ziehen wie Wehen um die Lendengegend zum Schambeinknochen.
ZINCUM METALLICUM	Während der Regelblutung Besserung aller anderen Beschwerden.

Atmungsorgane, Respirationstrakt

Atmungsorgane, Respirationstrakt 117

ACIDUM OXALICUM
Heftige Schmerzen, die durch den unteren linken Lungenlappen ziehen.

ACONITUM
Blutspucken; Blut kommt nach leichtem Räuspern oder Husten, nach Aufregung, Weintrinken oder Aufenthalt in kalter, trockener Luft hoch.
Heiserer, bellender Husten, Erwachen während des ersten Schlafes, besonders bei Kindern; nach trokkenem, kalten Westwind.
Lanzinierende Schmerzen durch die Brust, mit trockener Hitze und erschwerter Atmung; nach heftiger Erkältung, die durch trockene, kalte Luft verursacht wurde.
Agonie; muß aufrecht sitzen; kann kaum atmen, fadenförmiger Puls, Erbrechen, Schweiße mit ängstlicher Unruhe; Abdomen aufgetrieben, besonders unter den kurzen Rippen (nach Scharlach).

ALLIUM CEPA
Starker Kehlkopfhusten; zwingt den Patienten, nach dem Kehlkopf zu greifen.

ANTIMONIUM CRUDUM
Husten in der Sommerhitze oder beim Übergang vom Kalten ins Warme.
Spürt den Hustenreiz im Abdomen.

ANTIMONIUM TARTARICUM
Ins Feuer schauen steigert den Hustenreiz.
Husten bessert sich; Zeichen von Kohlesäureüberschuß im Blut (dabei handelt es sich um eine Vermutung, eine Acidose konnte damals noch nicht exakt nachgewiesen werden; Anm. des Herausgebers).
Rasseln oder hohler Husten; schlechter nachts, Erstickungsgefahr; Hals voller Schleim.
Hustet das Kind, so entsteht der Eindruck einer großen Schleimansammlung in den Bronchien; kein Auswurf.
Hustenanfall bei Kindern, der durch Zorn ausgelöst wird; meist nach dem Essen.
Husten und Gähnen lösen einander ab, besonders

Atmungsorgane, Respirationstrakt

bei Kindern; Gesichtszuckung mit Weinen oder Dösen.
Kopf zittert, besonders beim Husten, innerliches Zittern, Zähneklappern und Schläfrigkeit; verschlechtert sich abends und in der Wärme.

APIS — Häufiges, unfreiwilliges, tiefes Atmen; Atemzüge lang und seufzend.
Leerer Gesichtsausdruck nach dem Husten.
Beunruhigendes Erstickungsgefühl; so, als ob jeder Atemzug der letzte sei.

ARGENTUM METALLICUM und **ARUM TRIPHYLLUM** — Chronische Heiserkeit der Berufsredner und Sänger.
(In akuten Fällen Rhus t.; Ferr. oder Phos.)

ARNICA — Schweiße, die nicht erleichtern.
Zerschlagenheits- und Wundgefühl in der Brust; Auswurf mit Blutstreifen.
Das Kind schreit vor dem Hustenanfall, als fürchte es den Schmerz.

ARSENICUM ALBUM — Tröstende Worte erregen Mißfallen und provozieren Husten.
Kurzatmigkeit, Schwäche, Schlaflosigkeit und andere Beschwerden als Folge körperlicher Anstrengungen, wie Bergsteigen, usw.
Heftige, fixierte oder schießende Schmerzen im Apex und im oberen Drittel der rechten Lunge.

ARUM TRIPHYLLUM — Chronische Heiserkeit bei Berufsrednern und Sängern; vgl. Arg.m.

BADIAGA — Husten mit Auswurf eines dicken, zähen Schleimes, der zum Munde herausfließt.

BAPTISIA — Erwachen aufgrund sehr erschwerter Atmung; Engegefühl (besonders der Lungen), muß frische Luft bekommen.

BORAX — Auswurf, der modrig riecht und schmeckt.

Atmungsorgane, Respirationstrakt 119

BRYONIA Heftiges Stechen in der Brust; kann sich weder bewegen noch atmen.
Verlangen, tief durchzuatmen; ist aber nicht möglich, da der Brustkorb sich entweder zu wenig dehnt oder der Versuch ihn zu dehnen, schmerzhaft ist.
Husten; schlechter nach dem Essen und Trinken; Erbrechen von Speisen.

CALCIUM CARBONICUM Atemnot bei der geringsten Steigung.
Brust berührungsempfindlich, Schmerzen beim Einatmen; vor allem im Bereich des mittleren und oberen Abschnittes der rechten Lunge.

CAPSICUM Husten mit üblem Geruch aus der Lunge.
Husten; von Schmerzen in verschiedenen Körperteilen begleitet.
Unerträgliche Kopfschmerzen; Patient schreit und hält beim Husten den Kopf.

CARBO VEGETABILIS Erstickungsgefahr; muß viel frische Luft zugeführt bekommen (zufächeln).

CAUSTICUM Husten; schlechter beim Vornüberbeugen.
Rauheit und Heiserkeit, sogar Stimmverlust, morgens; Brennen und Gefühl von Wundsein.
Husten bessert sich durch einen Schluck kalten Wassers.
Schleim kann durch starkes Husten nicht hochgebracht werden.
Husten verschlechtert sich beim Vornüberbeugen.
Husten mit Hüftschmerzen und Harninkontinenz; unfreiwilliger Harnabgang.
Bringt Schleim zwar hoch, kann ihn aber nicht auswerfen; muß ihn wieder schlucken.

CHAMOMILLA Kitzeln in der Halsgrube verursacht einen kratzenden, trockenen Husten, der sich nachts und im Schlaf verschlechtert; besonders bei Wintererkältungen der Kinder.

CHINA	Husten mit grünlichem Auswurf; tagsüber oder abends: nicht aber nachts oder morgens.
CINA	Häufiges Wiederkehren eines trockenen, kurzen, hackenden Hustens, der von dem Gefühl begleitet ist, als würde etwas im Hals aufsteigen (Würmer).
COCCUS CACTI	Husten mit Auswurf großer Mengen eines viskösen, eiweißartigen Schleimes.
CONIUM	Andauernder, hackender Husten; Verschlechterung nachts im Liegen.
CUPRUM	Heftiger Krampfhusten; Patient wird steif, Aussetzen der Atmung, krampfartige Zuckungen, Bewußtlosigkeit, das Bewußtsein kehrt nach einer Weile wieder, Patient erholt sich langsam.
DIGITALIS	Husten nach dem Essen mit Erbrechen der Speisen. Die Atmung schwindet beim Einschlafen bis zum scheinbaren Stillstand, die Herztätigkeit ist verlangsamt oder setzt aus, der Patient erwacht, um tief Luft holen zu können.
DROSERA	Während der Anfälle folgen die Hustenstöße so rasch und heftig aufeinander, daß kaum Luft geholt werden kann. Starke Heiserkeit; tiefe Baßstimme.
EUPATORIUM PERFOLIATUM	Schmerzhafter Husten; Patient greift sich mit den Händen an die Brust. Husten bessert sich, wenn der Patient in die Hocke geht.
FERRUM	Erbrechen von Speisen nach jedem Husten. Blutspucken mit ziehenden Schmerzen in der Brust; Besserung durch langsames Umhergehen.
GRINDELIA	Bronchitis mit Herzschmerzen; Atembeschwerden beim Einschlafen.

Atmungsorgane, Respirationstrakt 121

HEPAR SULFURIS	Husten, der sich beim geringsten, kalten Lufthauch verschlechtert. Husten; durch kalten, trockenen Wind verursacht, Schwellungen unter dem Larynx und Überempfindlichkeit gegen kalte Luft und kaltes Wasser. Husten mit dauernder Heiserkeit. Schlechter vor Mitternacht oder gegen Morgen.
HYOSCYAMUS	Trockener Krampfhusten nachts; schlechter im Liegen, besser im Sitzen.
IGNATIA	Häufiges Seufzen oder Verlangen, tief durchzuatmen. Jedesmal, wenn der Patient beim Spazierengehen stehenbleibt, muß er husten. Husten; je mehr der Patient hustet, um so mehr nimmt der Hustenreiz zu. Schlafbedürfnis nach jedem Hustenanfall.
IPECACUANHA	Atemnot durch Husten; Gesicht wird blaß oder blau, der Körper steif. Schleimrasseln in der Brust, Schleim wird manchmal erbrochen (besonders bei Kindern). Drohende Erstickung durch Enge in der Kehle und in der Brust; durch viel Schleim hervorgerufen.
KALIUM BICHROMICUM	Auswurf eines zähen Schleimes; derart viskös, daß er lange Fäden zieht.
KALIUM CARBONICUM	Husten, der sich gegen drei oder vier Uhr morgens verschlechtert.
KALIUM JODATUM	Stechender Schmerz durch das Sternum zum Rücken; durch, oder tief in der Brust; schlechter beim Gehen. Husten mit reichlichem Auswurf einer grünen Masse, beißende Schmerzen im Sternum, erschöpfende Nachtschweiße.
KALIUM NITRICUM	Dyspnoe, die beunruhigt; Durst, aber Atemnot erschwert das Trinken, muß Luft zugefächelt bekommen.

KALIUM SULFURICUM	Rauhes Rasseln im Brustkorb, verursacht durch viel Schleim, der jedoch nicht ausgehustet werden kann.
LACHESIS	Patient scheint sich in den Husten hineinzuschlafen, Husten während des Schlafes. Verschlechterung nach kurzem Schlaf. Blutwallungen; muß den Kragen lockern, Gefühl, als ob die Kleidung am Hals den Blutkreislauf behindern würde; von Erstickungsgefühlen begleitet. Möchte aus einiger Entfernung Luft zugefächelt bekommen. Gefühl, als laufe etwas vom Hals zum Larynx, was die Atmung völlig unterbricht; dadurch bedingtes nächtliches Aufwachen (Stimmritzenkrampf).
LAUROCERASUS	Husten mit reichlichem, schleimigem Auswurf, der manchmal von hellroten Blutstückchen durchsetzt ist. Kurzer, kardialer Reizhusten.
MANGANUM	Krampfartiger Husten, der sich im Liegen bessert oder aufhört. • Ständiges Räuspern.
MERCURIUS VIVUS	Stechender Schmerz beim Husten, der durch den rechten, unteren Lungenlappen zum Rücken zieht.
MYRTUS COMMUNIS	Heftiger Schmerz durch den linken, oberen Lungenabschnitt zum Schulterblatt.
NAJA TRIPUDIANS	Kardialer Husten mit Handtellerschweiß. Kardiale Dyspnoe mit Erstickungsgefühl. • Japsen nach Luft.
NUX MOSCHATA	Husten setzt beim Warmwerden im Bett ein. Heiserkeit, die durch Laufen gegen den Wind verursacht wurde.
NUX VOMICA	Harter, trockener Husten; Gefühl großen Wundseins im Abdomen oder Schmerzen; Gefühl der

Atmungsorgane, Respirationstrakt 123

PHOSPHORUS	Zerschlagenheit im Oberbauch (Quetschungsschmerzen). Kann aufgrund der Schmerzen im Larynx nicht sprechen. Zittern des ganzen Körpers beim Husten. Trockener Reizhusten abends, Engegefühl um den Brustkorb, Auswurf morgens. Brustschmerz beim Husten; besser durch äußeren Druck. Husten verschlechtert sich beim Warmwerden im Bett. • Husten nach unterdrückten Hautausschlägen, jeden Winter wiederkehrend.
PSORINUM	Dyspnoe; bessert sich im Liegen, verschlechtert sich im Sitzen, oder wenn die Arme am Körper anliegen.
RUMEX CRISPUS	Husten durch Veränderung der Lufttemperatur oder Veränderung des Atemrhythmus. Heftiger, unaufhörlicher, trockener Husten, der sehr ermüdend ist, wenig Auswurf; schlechter durch Druck, Sprechen, besonders aber durch Einatmen kalter Luft.
SANGUINARIA	Äußerst übelriechender Auswurf, der für den Patienten sehr unangenehm ist. Anhaltender starker Husten, mit oder ohne Auswurf; von umschriebener Röte der Wangen begleitet. Husten mit umschriebener Röte der Wangen und Schmerzen in der Brust.
SCILLA	Husten, durch Trinken von kaltem Wasser verursacht, dabei unfreiwilliger Harnabgang.
SENEGA	Gefühl, als ob der Brustkorb zu eng wäre; Neigung, ihn zu drehen.
SEPIA	Krampfhustenanfälle; enden mit Würgen oder Erbrechen. Beschwerden in der Mitte der rechten Lunge.

SILICEA	Husten; Auswurf dick, gelb, klumpig, eitrig, grünlich und reichlich.
SPONGIA	Chronische Heiserkeit und Husten, Stimme versagt häufig beim Sprechen oder Singen. Husten bessert sich durch warmes Essen oder Trinken. Aufschrecken aus dem Schlaf mit Erstickungsgefühl, begleitet von trockenem Husten. Große Trockenheit des Larynx, mit heiserem, hohlem oder keuchendem Husten.
STANNUM	Husten; reichlicher Auswurf eines grünlichen, süßlichen oder sulzigen Schleimes, mit großem Schwächegefühl in der Brust. Gefühl großer Schwäche in der Brust; Vorlesen oder Sprechen verursacht große Erschöpfung.
STAPHISAGRIA	Husten ausschließlich tagsüber, oder nach dem Essen (besonders nach Fleischgenuß).
SULFUR	Schwäche der Brust beim Reden und abends beim Schlafengehen. Erstickungsgefühl mit ausgeprägtem Lufthunger; muß Fenster und Türen öffnen.
THERIDION	Husten; häufig krampfartig; Kopf wird krampfartig nach vorne, Knie ruckartig zum Abdomen gezogen. Stiche in der linken Brustspitze, die zum Rücken ziehen. Bei Skrofulose, wenn die „besten" Mittel versagen; Phtisis florida im Anfangsstadium (BARUCH).
ZINCUM	Husten nach Süßigkeiten. Krampfartiger Husten, besonders bei Menschen mit starken Varizen. Husten während der Regel. Beschwerlicher Husten; fühlt sich wesentlich erleichtert, sobald Schleim hochgebracht wird. (Unterdrückter Auswurf)

Herz und Puls

Herz und Puls 127

ACIDUM OXALICUM — Herzschlag setzt beim Denken an die Herztätigkeit aus.

ACIDUM PHOSPH. — Herzklopfen bei Kindern und Jugendlichen, die zu schnell wachsen; nach Onanie; lange anhaltendem Kummer.
Herzklopfen bei zu schnell wachsenden Jugendlichen; Folgen von Onanie.

ACONITUM — Unkomplizierte Herzerkrankungen; besonders wenn sie von Taubheit des linken Armes, Kribbeln in den Fingern und Ohnmachtsanfällen begleitet werden.

AMYLINUM NITROSUM — Ungestüme Herztätigkeit mit Atemstörungen und Blutwallungen zum Kopf und zum Gesicht.

APIS — Herzbeschwerden, die von starken Erstickungsgefühlen begleitet werden.

ARGENTUM NITRICUM — Glaubt, beim Stillsitzen würde das Herz stehenbleiben.

ARNICA — Hypertrophie des Herzens nach Überanstrengungen, wie z.B. Laufen, Rudern usw.; besonders bei jungen Männern.

ASPARAGUS — Herzaffektionen mit Wassersucht; bei alten Menschen.

BELLADONNA — Runder Puls; Gefühl unter den Fingern, als ginge eine Kugel durch (GEGG).
Heftiges Herzklopfen, das im Kopf widerhallt.
Pulsstärke und Frequenz erhöht; Klopfen der Karotiden und der Schläfenarterien.

CACTUS — Einschnürungsgefühl am Herzen, so, als ob ein eisernes Band die normale Herztätigkeit behindern würde.
Herzklopfen; schlechter beim Gehen; Liegen auf der linken Seite verursacht Beschwerden.

CANNABIS SATIVA	Empfindung, als ob ein Tropfen vom Herzen fiele.
CHINA	Nervöses Herzklopfen nach großen Säfteverlusten.
DIGITALIS	Stark verlangsamter Puls, begleitet von vielen Beschwerden. Beim Einschlafen schwindet die Atmung bis zum scheinbaren Stillstand, der Puls verlangsamt sich oder setzt aus, der Patient erwacht und ringt verzweifelt nach Luft.
FERRUM	Herzklopfen, das mit Angst verbunden ist; besser durch langsames Umhergehen. Klopfen in allen Gefäßen; bei anämischen Menschen.
GELSEMIUM	Nervöses Frösteln mit Herzbeschwerden; die Haut ist aber warm; Patient möchte gehalten werden, um das Zittern, das ihn befallen hat, abzuschwächen. Gefühl, als bliebe das Herz stehen, wenn man sich nicht bewegt (Dig. umgekehrt).
GLONOINUM	Heftige Herztätigkeit; ausgeprägtes Gefühl von Klopfen im ganzen Körper, besonders im Nacken und im Kopf.
GRAPHITES	Kältegefühl am Herzen.
GRINDELIA	Schwaches Herz; beim Einschlafen verlangsamt sich die Atmung, Patient erwacht mit dem Gefühl, ersticken zu müssen und hat daher Angst, wieder einzuschlafen.
KALIUM BICHROMICUM	Kältegefühl am Herzen.
KALIUM BROMATUM	Schwacher, manchmal aussetzender Herzschlag; muß sich ständig mit den Händen beschäftigen (unruhige Hände).
KALIUM CARBONICUM	Herzschlag aussetzend; Tätigkeit unregelmäßig, stürmisch oder schwach; Stiche durchs Schulterblatt.

KALIUM JODATUM	Schwaches Herz; qualvolle Erstickungsgefühle.
KALMIA	Rheumatische Herzleiden; Angst, erschwerte Atmung, Herzklopfen oder langsamer, unregelmäßiger und schwacher Puls.
LACHESIS	Gefühl, als sei das Herz zu groß; verträgt keinen Druck auf Hals oder Brust.
LAURO-CERASUS	Gefühl, als ob sich das Herz umdrehen würde; schnappt nach Luft; besser im Liegen. Herzbeschwerden mit anhaltendem Husten, sobald sich der Patient hinlegt. Herzbeschwerden; Aufsitzen verursacht Atembeschwerden; besser im Liegen. Unregelmäßige Herztätigkeit, langsamer Puls. Zyanose bei Neugeborenen; blaues Gesicht, nach Luft schnappend.
LILIUM TIGRINUM	Gefühl, als wäre das Herz mit Blut überfüllt und Erbrechen könne Erleichterung verschaffen. Gefühl, als würde das Herz von einem Schraubstock gequetscht, oder abwechselnd umklammert und wieder losgelassen.
LITHIUM CARBONICUM	Rheumatische Schmerzen in der Herzgegend, mit Schmerzen der Extremitäten; schlechter beim Bücken; Fingergelenke empfindlich und schmerzhaft. Klappenfehler; schlechter durch Gemütsbewegungen, die ein Flattern und Zittern des Herzens verursachen.
LOBELIA INFLATA	Gefühl, als ob das Herz stehenbleiben würde; tiefsitzende Schmerzen im Herz.
MAGNESIUM MURIATICUM	Herzklopfen; schlechter im Ruhen oder Sitzen, besser bei Bewegung (Umhergehen).
NAJA TRIPUDIANS	Organische Herzerkrankungen mit reflektorischem Reizhusten.

NATRIUM MURIATICUM	Unregelmäßiges Aussetzen von Herzschlag und Puls beim Liegen auf der linken Seite. Kältegefühl im Herzen bei geistiger oder körperlicher Anstrengung.
NUX MOSCHATA	Herzklopfen, das von Ohnmacht und anschließendem Schlaf begleitet ist.
OPIUM	Puls langsam und voll; Schnarchen.
RHUS TOXICODENDRON	Schmerzen im linken Arm bei Erkrankungen des Herzens. Gefühl von Schwäche und Zittern im Herzen.
SPIGELIA	Heftiges Herzklopfen (sicht- und hörbar); schlechter beim Vorbeugen; Stiche im Herzen. Heftiges Herzklopfen (sicht- und hörbar); besonders nachts; Todesangst.
SPONGIA	Heftiges Herzklopfen mit Schmerzen und schnappender Atmung; erwacht nachts mit Erstickungsgefühl; trockener Husten; starke Unruhe und Angst.
STAPHISAGRIA	Herzklopfen bei der geringsten Bewegung.
TABACUM	Herzklopfen, das durch Tabakgenuß hervorgerufen wird, Enge der Brust; tief Luftholen bringt Besserung.
VERATRUM VIRIDE	Herzschlag sehr beschleunigt, laut, kräftig, mit starker, allgemeiner arterieller Erregung.
ZINCUM	Plötzliche Stöße und Zuckungen in der Herzgegend.

Nacken und Rücken

AESCULUS	Anhaltende Rückenschmerzen, sowie Schmerzen in den Hüften und in der Kreuzbeingegend. Auffällig verschlimmert durch Gehen und Bücken (Hämorrhoiden, Weißfluß). Obstipation; große Stühle werden mühsam entleert und sind von langanhaltenden, starken Schmerzen des Rückens und der Lumbosakralgegend gefolgt.
AGARICUS MUSCARIUS	Schmerzen entlang der Wirbelsäule und der Extremitäten; Wirbelsäule berührungsempfindlich. Schmerzen entlang der Wirbelsäule beim Bücken; jede Drehbewegung des Körpers verursacht Schmerzen. Gefühl, als liefen Ameisen die Wirbelsäule entlang.
ALUMINA	Rückenschmerzen, als ob ein heißes Eisen durch die unteren Wirbelkörper gestoßen würde.
AMMONIUM MURIATICUM	Gefühl von eisiger Kälte im Rücken, besonders zwischen den Schultern.
BELLADONNA	Rückenschmerzen, schlechter bei Husten oder Erschütterung. Schmerzen, als ob das Kreuz abbrechen würde; Schmerzen in der Lumbosakralgegend.
BERBERIS	Zerschlagenheitsschmerz im Kreuz mit Lahmheit und Steifigkeit; mühsames Aufstehen vom Sitzen. Rückenschmerzen in der Nierengegend; schlechter beim Sitzen oder Liegen und morgens im Bett. Rückenschmerzen strahlen zum Becken und zur Rückseite der Oberschenkel aus.
CALCIUM PHOSPH.	Rheumatische Steifheit des Halses, verursacht durch den geringsten Luftzug. Schmerzen der Iliosakralgelenke; wie gebrochen oder abgetrennt.
CANNABIS INDICA	Schmerzen quer durch Schulter und Rücken; muß sich daher gebückt halten; kann nicht aufrecht gehen.

CANTHARIS	Schmerzen in der Lendengegend, der Nierengegend und des Abdomens; von derart heftigen Miktionsschmerzen begleitet, daß der Patient nur unter Qualen die Blase entleeren kann.
CHELIDONIUM	Ununterbrochener Schmerz unter dem rechten, unteren Schulterblattwinkel.
CICUTA VIROSA	Rücken bogenartig nach vorn gekrümmt.
CIMICIFUGA	Rheumatische Schmerzen der Nacken- und Rückenmuskulatur; Gefühl von Steifheit und Spannung. Steifheit des Halses infolge Kälte, aber auch bereits durch Bewegung der Hände. Starke Schmerzen in den Lenden und der Kreuzbeingegend, die durch die Hüften zu den Oberschenkeln ausstrahlen und von starken Gefühlen des Abwärtsdrängens begleitet sind.
COBALTUM	Andauernde Kreuzschmerzen oder Schmerzen in der Wirbelsäule; schlechter im Sitzen, besser im Stehen, Gehen oder Liegen.
COCCULUS	Lähmende Schmerzen in der Lumbalgegend mit Schwäche der Hüften, Knie und Beine. Schwäche der Halsmuskulatur; kann den Kopf nicht aufrechthalten.
HELONIAS	Brennen und Müdigkeitsgefühl in der Lenden- und Kreuzbeingegend.
HYPERICUM	Folgen von Rückenmarkserschütterungen (Commotio spinalis).
KALIUM CARBONICUM	Rückenschmerzen mit Schweiß und Schwäche; nach einer Fehlgeburt, nach Metrorrhagien, eine Woche vor der Regel, beim Essen; längere Spaziergänge sind nicht möglich; Patient hat nach kurzer Zeit das Bedürfnis, sich hinzulegen. Zieht sich leicht Verrenkungen oder Verstauchungen nach dem Heben schwerer Lasten zu, aber

auch nach Arbeiten, die im Wasser zu verrichten sind (Gräben ziehen, etc.); der Hals wird steif und bewegungsunfähig.
Rückenschmerzen, die zu den Hüften und der Gesäßmuskulatur ausstrahlen; aber auch zu den Beinen hinunterziehen.
Rückenschmerzen, die den Patienten gegen drei Uhr morgens aus dem Bett treiben.

LACHNANTHES Tortikollis zur rechten Seite hin.

LYCOPODIUM Starke Rückenschmerzen, die sich durch Harnabgang bessern.
Nach Rückenschmerzen Harnsediment rot und sandig.
Brennen zwischen den Schulterblättern (wie von glühenden Kohlen); schlechter im Sommer.
Lyc. kann nicht lange stehen - schwache Rückenmuskulatur

NATRIUM MURIATICUM (CHLORATUM) Rückenschmerzen (so, als wäre der Rücken gebrochen); muß sich auf eine harte Unterlage legen, um sich Erleichterung zu verschaffen.

NUX MOSCHATA Kreuzschmerzen beim Autofahren, gelegentlich auch Rückenschmerzen.

NUX VOMICA Stuhldrang, der von wehenähnlichen Schmerzen im Rücken begleitet wird.
Rückenschmerzen bei Drehbewegungen des Körpers; Patient muß sich erst aufsetzen, um seine Lage im Bett verändern zu können.

PARIS QUADRIFOLIA Müdigkeitsgefühl im Nacken, als läge ein schweres Gewicht darauf.

PHOSPHORUS Druckempfindlichkeit der Dornfortsätze.
Brennende Hitze, die den Rücken bis zwischen die Schultern hinaufzieht.

PLATINUM Taubheitsgefühl im Kreuz und Steißbein beim Sitzen.

PULSATILLA Kreuzschmerzen nach langem Bücken oder einer Verrenkung, oder einer Bewegung im Sitzen.

RHODO-DENDRON Zerschlagenheitsschmerzen im Kreuz; schlechter bei Ruhe und bei stürmischem, regnerischem Wetter.

RHUS TOXI-CODENDRON Schmerzen in den Hüften nach Schlafen auf feuchtem Untergrund (Boden, feuchtes Laken, usw.).
Steifigkeit und Schmerzen; Zerschlagenheitsschmerz im Kreuz; schlechter durch Stillsitzen und im Liegen; besser durch Bewegung oder Liegen auf einer harten Unterlage.
Die Rückenschmerzen zwingen den Patienten, sich im Bett ständig zu bewegen.
Lahmheitsgefühl des Rückens, wie verrenkt; vor allem nach Überanstrengung.

SABINA Kreuzschmerzen; ziehend, zerrend, zur Schamgegend ausstrahlend.
• Wie „eingeschlafen".

SECALE CORNUTUM Rücken taub; Kribbeln, das bis zu den Fingern und Zehen ausstrahlt.

SEPIA Große Schwäche im Kreuz und in der Lumbosakralgegend.
Rücken- und Kreuzschmerzen mit Steifheit verbunden; bessern sich durch Gehen.
Andauernde dumpfe Schmerzen in der Lenden- und Kreuzbeingegend, die zu den Oberschenkeln und den Beinen ausstrahlen.
Gefühl von Müdigkeit, Schwäche und Schmerzen, besonders beim Gehen.

SILICEA Steifes Genick mit Kopfschmerzen.
Zervikalschmerzen (Nackenschmerzen), die zum Scheitel ausstrahlen.

STAPHISAGRIA Schmerzen im Kreuz; wie verrenkt; verschlimmern sich beim Liegen, morgens und beim Aufstehen vom Sitzen.

Nacken und Rücken 137

SULFUR   Heftiger Zerschlagenheitsschmerz im Kreuz und im Steißbein, besonders beim Bücken, oder beim Aufstehen vom Sitzen. *Sulf. kann nicht lange stehen wegen Schwäche der Rückenmuskulatur*

VERATRUM ALBUM   Das Kind kann den Hals vor Schwäche kaum noch gerade halten (Keuchhusten).

ZINCUM   Rückenschmerzen, die sich im Sitzen verschlechtern; kann die Füße nicht ruhig halten.
Nacken müde und schwach, vor allem nach Schreibarbeiten und anderen Anstrengungen, die Nacken und Rücken beanspruchen.

Extremitäten

ACONITUM	Taubheit des linken Armes; kann die Hand kaum bewegen.
AGARICUS MUSCARIUS	Zuckungen der Gesäßmuskulatur. Jucken, Brennen und Röte der Hände, Finger und Zehen, wie als Folge einer Erfrierung. Frostbeulen, die unerträglich jucken und brennen.
AMMONIUM CARBONICUM	Panaritium; Finger entzündet, tief sitzende Knochenhautschmerzen. Heftige Schmerzen in der Lumbosakralgegend; beim geringsten Versuch, sich zu bewegen, tritt Erbrechen und kalter Schweiß auf.
ANTIMONIUM CRUDUM	Nägel wachsen mit Rissen; manchmal warzenartige Erhebungen. Hühneraugen und Schwielen auf den Fußsohlen; äußerst empfindlich, kann kaum gehen.
ANTIMONIUM TARTARICUM	Große Empfindlichkeit der Fußsohlen beim Gehen. • „Diagonale Beschwerden": Linker Arm – rechtes Bein.
APIS	Ödeme an den Händen, Beinen und Füßen; blaß und wächsern. Panaritium; Fingereiterungen mit brennenden, stechenden oder klopfenden Schmerzen; äußerst berührungsempfindlich.
ARSENICUM ALBUM	Unruhe der Extremitäten, mit starker Schwäche und Erschöpfung, die zum Hinlegen zwingen. Bei alten Geschwüren an den Beinen, die stark brennen und stechen und von bläulicher Farbe sind.
ASA FOETIDA	Kariöses Geschwür an der Tibia; äußerst berührungsempfindlich und besonders nachts sehr schmerzhaft.
BARIUM CARBONICUM	Halsschmerzen nach unterdrücktem Fußschweiß.
BELLADONNA	Einatmen verschlimmert die Ischiasschmerzen.

BRYONIA	Gelenke rot, steif und geschwollen, mit stechenden Schmerzen bei der geringsten Bewegung.
CALCIUM CARBONICUM	Die Füße sind dauernd kalt und feucht, so als hätte der Patient nasse Strümpfe an.
CARBO VEGETABILIS	Große Schwäche oder allgemeiner Kräfteverfall, gekennzeichnet durch kalte Knie nachts im Bett.
CAULO-PHYLLUM	Heftige Schmerzen in der Hand und den Fingergelenken; starke Schmerzen beim Schließen der Hände; Schwellungen.
CHAMOMILLA	Fußsohlen brennen; streckt die Füße aus dem Bett. • Schwerste rheumatische Schmerzen, treiben nachts aus dem Bett.
CHINA	Schmerzen der Extremitäten bei der geringsten Berührung; Schmerz nimmt langsam, aber ständig zu. Gefühl, als wäre das Strumpfband zu eng und die Beine würden deshalb steif werden und einschlafen.
CICUTA VIROSA	Opisthotonus; krampfhafte Verdrehung der Glieder.
CIMICIFUGA	Rheumatische Schmerzen in kleinen Gelenken; wie Finger- und Zehengelenke, Hand- und Sprunggelenke; verschlechtert sich bei Ermüdung. Rheumatismus der Glieder (besonders der Knie), wobei auch die Bauchmuskeln in Mitleidenschaft gezogen werden.
COCCULUS	Gehen durch starke Schmerzen erschwert oder unmöglich (Kreuzschmerzen). Taubwerden der Hände und Füße.
COLOCYNTHIS	Krampfartige Schmerzen der Hüftgelenke, so, als wären die betroffenen Teile in einen Schraubstock eingespannt.

CONIUM	Schwäche der unteren Extremitäten; Verschlechterung beim Drehen des Kopfes oder Seitwärtsschauen.
CUPRUM	Spasmen oder Krämpfe, die in den Fingern oder Zehen beginnen und sich von dort ausbreiten.
DULCAMARA	Exostosen des oberen Abschnittes der rechten Tibia, mit bläulich-roten Flecken; eiternde Verdickungen.
EUPATORIUM PERFOLIATUM	Starkes Zerschlagenheitsgefühl in den Gliedern; Handgelenke schmerzen wie gebrochen oder verrenkt.
FERRUM	Schmerzen im Schultergelenk, Deltamuskel oder Oberarm; Besserung durch langsames Umhergehen. Nächtliches Reißen und Stechen in der Hüfte; langsames Umhergehen bringt Besserung.
GELSEMIUM	Schwäche und Zittern aller Glieder beim Versuch, sie zu bewegen; Muskeln gehorchen dem Willen nicht mehr. Tiefsitzendes Frösteln; Schmerzen in der Muskulatur, den Extremitäten und in den Gelenken.
GRAPHITES	Die Haut der Hände wird stellenweise hart und rissig; Verdickung der Fingernägel (Thuja). Heftige Schmerzen, die den größeren Verzweigungen des Ischiasnervs entlang verlaufen; die Schmerzen werden manchmal von einem Taubheitsgefühl abgelöst.
HAMAMELIS	Varizen, mit Geschwürbildung (mit stechenden oder kneifenden Schmerzen). Rheumatismus mit großer Schmerzhaftigkeit der Muskulatur.
IGNATIA	Krampfhafte Zuckungen der Arme und Beine, oder einzelne Zuckungen der Glieder beim Einschlafen.
IPECACUANHA	Eine Hand kalt, die andere heiß.

KALIUM BROMATUM	Unruhige Hände; bewegt sie ständig.
KALMIA	Rheumatische Schmerzen in den Hüften; zu den Füßen wandernd.
LACHESIS	Starke, dumpfe Schmerzen; ausschließlich in den Schienbeinknochen. Rote oder bläuliche, dabei schmerzhafte Schwellungen der Extremitäten; sehr berührungsempfindlich; drohende Gangrän.
LEDUM	Rheumatische Beschwerden, die in den Beinen beginnen und sich bis in die Schultern ziehen.
LYCOPODIUM	Schwellung und Schmerz der Fußsohlen beim Gehen.
MERCURIUS VIVUS	Zittern der Glieder; besonders der Hände und Füße. Ziehen und Reißen in allen Gliedern; verschlechtert sich nachts in der Bettwärme. Reichlicher Schweiß, der nicht erleichtert. Rheuma mit brennenden Schmerzen in den Händen. Das Jucken und Brennen verschlechtert sich durch Anschwellen oder Bettwärme ins Unerträgliche.
MEZEREUM	Periostschmerzen der Röhrenknochen, besonders der Tibia; schlimmer nachts und im Bett und bei nassem Wetter; äußerst berührungsempfindlich.
NATRIUM CARBONICUM	Schwache Knöchel seit der Kindheit. • Neigung zu Distorsionen der Sprunggelenke.
NATRIUM MURIATICUM (CHLORATUM)	Nietnägel; die Haut um die Nägel ist trocken und rissig.
PETROLEUM	Fingerspitzen rauh und rissig, Fissuren mit stechenden und schneidenden Schmerzen. Rauhe Hände; aufgerauht, rot, brennend oder feucht, manchmal von dicken Krusten bedeckt.

Rauhe Haut vom Knie bis zu den Knöcheln; von rötlicher Absonderung, Schuppen oder Krusten bedeckt, die sich leicht ablösen. Begleitet von fast unerträglichem Jucken und Brennen.
Tiefe, blutige Schrunden an den Händen, dicke Krusten; Verschlechterung im Winter.

PHOSPHORUS Taubwerden der Arme und Hände; besonders die Fingerspitzen werden taub und unempfindlich.

PHYTOLACCA Schmerzen (rheumatische) der Arme, besonders an den Ansätzen des Musculus deltoideus.
Ischiasschmerzen, die von den Hüften abwärts ziehen, und zwar meist an der Außenseite der Oberschenkel; die Schmerzen verschlechtern sich nachts.

PLUMBUM Lähmung des Handgelenkes.
• Radialisparese, Fallhand.

PULSATILLA Ziehende, reißende Gliederschmerzen, die oft den Ort wechseln. Schlimmer nachts durch die Wärme, besser durch Kühle.

RHODO-DENDRON Gefühl von Ziehen und Reißen in den Gliedern, bevorzugt im Periost, den Unterarmen und in den Beinen; die Schmerzen verschlimmern sich bei Ruhe, naßkaltem Wetter und einem herannahenden Gewitter.

RHUS TOXI-CODENDRON Schwellungen um die Knöchel, nach zu langem Sitzen, besonders auf Reisen.
Kraftlosigkeit der unteren Extremitäten; Beine können nicht angezogen werden.
Lähmung, Steifsein, Gefühl von Lahmheit in den Gelenken nach Verrenkungen, Überheben und Überdehnen.
Lahmsein, Steifigkeit und Schmerzen; zu Anfang der Bewegungsphase nach Ruhe (beim Aufstehen morgens), Besserung bei anhaltender Bewegung.

SANGUINARIA	Schmerzen in den Beinen; muß jede Minute die Lage wechseln. Rheumatisches Spannungsgefühl, Ziehen und Reißen der Glieder während der Ruhe. Rheumatische Schmerzen im rechten Arm und der rechten Schulter. Verschlimmerung nachts im Bett, Patient kann den Arm nicht heben. Erhebliche Verschlimmerung durch Bewegung (Umdrehen im Bett).
SECALE CORNUTUM	Extremitäten werden kalt, blaß und schrumpfen zusammen; oder sie sind kalt und bleifarben und dabei völlig empfindungslos. Taubheit und Unempfindlichkeit, besonders der Finger- und Zehenspitzen.
SILICEA	Fußschweiß mit Wundsein zwischen den Zehen, manchmal übler Geruch. Beschwerden nach unterdrücktem Fußschweiß.
STICTA PULMONARIA	Fühlt sich in den Beinen leicht und schwerelos und verliert das Gefühl, im Bett zu liegen.
SULFUR	Hitze der Fußsohlen oder kalte Füße mit brennenden Sohlen; sucht einen kühlen Platz (streckt die Füße aus dem Bett). • Polyneuropathie der Beine. Krämpfe in den Waden und Sohlen, besonders nachts, auch mit Durchfallneigung verbunden.
VERATRUM ALBUM	Gehen erheblich erschwert; Gefühl der Lähmung erst der rechten, dann der linken Hüfte (oder umgekehrt). Gliederschmerzen bei nassem Wetter, besser durch Bettwärme, schlechter durch Bewegung. Eiskalte Hände und Füße; Wadenkrämpfe.
ZINCUM METALLICUM	Ständiges Zittern der Glieder bei kalten Extremitäten. Starke Unruhe in den Beinen, die ständig bewegt werden müssen.

Schlaf und Träume

Schlaf und Träume 149

AETHUSA	Das Kind döst nach dem Erbrechen oder nach dem Stuhlgang.
ANTIMONIUM TARTARICUM	Kann die Augen kaum offenhalten; unwiderstehliches Schlafbedürfnis und tiefer, benommener Schlaf; wenn der Patient wach ist, quälen ihn entweder Hoffnungslosigkeit und Verzweiflung, Frösteln oder Fieber oder Erbrechen von Speisen. Große Schläfrigkeit; unwiderstehliche Schlafneigung mit vielen Beschwerden.
APIS	Schlaf mit plötzlichem Aufschrecken und Schreien.
AURUM	Durch den Knochenschmerz geweckt; das Leiden treibt den Patienten zur Verzweiflung; will nicht mehr leben.
BAPTISIA	Deliröse Benommenheit; Einschlafen während des Angesprochen-Werdens und des eigenen Sprechens; betäubtes Aussehen.
BELLADONNA	Kann trotz Müdigkeit nicht schlafen. Aufschrecken während des Einschlafens.
CAUSTICUM	Unbehagen und Ruhelosigkeit; während des Schlafes werden Arme und Beine häufig bewegt.
CHAMOMILLA	Unruhiger Schlaf; Stöhnen; Aufschrecken, Weinen, Herumwerfen und Reden; gereizt, unwillig.
CINA	Plötzliche, qualvolle Schreie oder Aufschrecken während des Schlafes, stößt die Bettdecke von sich; aber auch Schlaflosigkeit. Kind schläft nur unter heftigen Schaukelbewegungen ein.
COCCULUS	Schlaflosigkeit; verursacht durch zu langes Aufbleiben, Gedanken an die Geschäfte; Unruhe, Ängstlichkeit. Üble Folgen von Schlafmangel. • Vergleiche: **Nux vomica!**

COFFEA	Schlaflosigkeit infolge geistiger und körperlicher Überanstrengung.
GELSEMIUM	Matt und dösig; kann trotzdem nicht schlafen.
KALIUM BROMATUM	Pavor nocturnus der Kinder; Zähneknirschen im Schlaf; stöhnt; schreit; schreckliche Träume.
KALIUM CARBONICUM	Erwacht gegen ein oder drei Uhr morgens und ist derart wach, daß er keinen Schlaf mehr findet.
LACHESIS	Scheint sich in die Beschwerden hineinzuschlafen, z.b. Krämpfe, Husten etc.
NATRIUM MURIATICUM (CHLORATUM)	Schläfrigkeit, verbunden mit anderen Beschwerden, besonders mit Schmerzen; schläft wie benommen. Häufige Träume von Einbrechern im Haus. Der Patient ist nach dem Aufwachen solange nicht vom Gegenteil überzeugt, bis eine Durchsuchung des Hauses stattfindet.
NUX MOSCHATA	Nach quälendem Kummer von Schlaflosigkeit geplagt.
NUX VOMICA	Unwiderstehliche Schläfrigkeit; am Feierabend, oder noch Stunden vor der eigentlichen Schlafenszeit. Erwacht gegen drei Uhr morgens mit einer Flut von Gedanken und ist stundenlang wach; schläft nach Tagesanbruch wieder ein, wird von schweren Träumen verfolgt und steht dann mit einer größeren Müdigkeit auf, als am Abend zuvor beim Schlafengehen. • Folge von Schlafmangel, Nacht- und Schichtarbeit.
OPIUM	Schlaflosigkeit mit außergewöhnlicher Hellhörigkeit; das Schlagen von Uhren und das Krähen von Hähnen, selbst aus großer Entfernung, verhindern den Schlaf.

Nat-mur: Allgemein besser nach Schlaf, nicht nur am Morgen

Gerötetes Gesicht, Kälte der Extremitäten; schläfrig, kann aber nicht schlafen; das Bett fühlt sich so heiß an, daß der Patient kaum darin liegen kann.
Unerquicklicher, betäubter Schlaf; mit halboffenen Augen; Schnarchen bei der Ein- und Ausatmung.

PODOPHYLLUM Schläfrige, halbgeschlossene Augen, Kopfrollen mit Stöhnen und Wimmern, besonders bei Kindern.

RHUS TOXI-CODENDRON Schwere Träume nach körperlichen Anstrengungen wie Laufen, usw.
Nächtliche Unruhe; muß häufig die Lage wechseln.

STAPHISAGRIA Tagsüber schläfrig, die ganze Nacht wach; fühlt sich am ganzen Körper wie zerschlagen.

STICTA PULMONARIA Schlaflosigkeit nach chirurgischen Eingriffen.

SULFUR Unwiderstehlicher Drang zum Schlafen bei Tag; nachts hingegen schlaflos.
Liegt nachts nur auf dem Rücken.

Schlaflage

Nat-mur : meistens rechts oder auf dem Rücken
rechts - Embryostellung - zusammengekuschelt
auf dem Rücken - die Arme am Körper.

Argentum nitricum: schläft nur links Kent: eine Fixation bei Arg.-nit.

Fieber, Frost und Schweiße

Schweiß

Natrium-muriaticum: In der Nacht schwitzt es am Kopf u. im Gesicht. Der Schweiß ist _warm._

Calc-carb: hat _kalten_ Schweiß am Kopf

Nat-mur: schwitzt an der Nase u. Oberlippe, deutlich sieht man dies beim Essen.

ACIDUM MURIATICUM	Typhus; große Schwäche, Unterkiefer fällt herab; rutscht zum Fußende des Bettes; Zunge geschrumpft, Urin und Stuhl blutig, gehen unfreiwillig ab; Puls setzt manchmal aus.
ACONITUM	Nach heftigem Frösteln trockene Hitze mit erschwerter Atmung; lanzinierende Schmerzen durch die Brust. Hitze mit Durst, voller, harter Puls, ängstlich, ungeduldig, nicht zu beruhigen, außer sich, wirft sich hin und her. Haut trocken und brennend heiß; heftiger Durst mit Verlangen nach kaltem Wasser, Gesichtsröte wechselt mit Blässe ab.
ANTIMONIUM CRUDUM	Wechselfieber mit Trauer und Niedergeschlagenheit.
APIS	Schweiße wechseln mit trockener Haut ab. Starkes Beklemmungs- und Erstickungsgefühl während des Fiebers; glaubt, jeder Atemzug sei der letzte.
ARANEA DIADEMA	Frösteln sogar an heißen Sommertagen; Verschlechterung an nassen, regnerischen Tagen. Frösteln, das täglich zur selben Stunde oder jeden zweiten Tag wiederkehrt, von Schlaflosigkeit begleitet; weder Hitze noch Schweiß.
ARNICA	Typhoides Fieber; große Gleichgültigkeit; stinkender Atem; rote Flecken, die oberflächlichen Blutergüssen ähneln. Gesicht und Kopf heiß, Körper kühl; (Phytolacca bei Halsschmerzen). Stupor; deliriöses Murmeln mit Stuhl- und Harninkontinenz bei typhösem Fieber.
ARSENICUM ALBUM	Hitze und Frösteln zugleich. Brennende Hitze mit unstillbarem Durst, Unruhe und große Schwäche. Fieberanfall um ein Uhr morgens oder nachmittags.

BAPTISIA	Fröstelt den ganzen Tag; Zerschlagenheitsgefühl am ganzen Körper. Typhoider Krankheitsbeginn; dummes, stumpfsinniges oder betrunkenes Aussehen, Patient schläft, während man ihn anspricht, ein oder kann nicht schlafen; glaubt, der Körper liege in Teilen verstreut umher, wirft sich herum, um „sich" einzusammeln; später werden alle Ausdünstungen und Ausscheidungen stinkend.
BELLADONNA	Brennende Hitze, innen und außen; die Haut „verbrennt" die Hand; pulsierende Kopfschmerzen und Pulsieren der Halsschlagadern; Pupillen erweitert; sehr rotes, aufgedunsenes Gesicht. Schweiß ausschließlich an bedeckten Körperteilen, oder durch die leichteste Bedeckung.
BRYONIA	Reichlicher Schweiß, die Schmerzen zwingen den Patienten zum Ruhigliegen.
CALCIUM CARBONICUM	Sieht während des Fiebers Schreckliches bei geschlossenen Augen; die Kopfschmerzen bessern sich, wenn die Augen geschlossen werden. Partielle Schweiße; Kopf, Nacken, Brust, Füße.
CAMPHORA	Eisige Kälte am ganzen Körper; Gesicht totenblaß; überempfindlich gegen kalte Luft.
CAPSICUM	Das Frösteln beginnt zwischen den Schulterblättern. Frösteln und Zittern nach jedem Trinken. Jedes Trinken ist von Schaudern begleitet oder gefolgt.
CEDRON	Anfälle, die mit großer Regelmäßigkeit zur selben Stunde wiederkehren.
CHAMOMILLA	Schmerzen mit Fieber, Durst und Schweiß einhergehend. Reichliche Schweiße der bedeckten Körperteile. Langanhaltende Fieberhitze mit heftigem Durst und häufigem Aufschrecken während des Schlafes.

CHINA	Hitze und Frösteln vermischt; meist mit Röte der einen und Blässe der anderen Wange. Schwächende Nachtschweiße, die bis zum Morgen anhalten. Starker Schweiß am ganzen Körper, sobald der Patient zugedeckt ist. Ist dabei jedoch so schläfrig, daß er nicht aufstehen kann.
CHININUM SULFURICUM	Fieberfrost; die Anfälle treten stets zur selben Stunde auf. Ausgeprägter Schüttelfrost um drei Uhr nachmittags. Deutlich ausgeprägte Hitze-, Kälte- und Schweißphasen und völlige Apyrexie.
CIMEX	Während des Frostes sind alle Gelenke schmerzhaft, als ob die Sehnen zu kurz wären.
CINA	Aufsteigende Hitze und glühende Wangenröte, ohne Durst; nach Schlaf; mit Wurmsymptomen.
CONIUM	Schweiße, sobald man schläft, tagsüber oder nachts, sogar beim Schließen der Augen.
CROTALUS HORRIDUS	Gelbfieber; Blutungsneigung, mit Aussickerung von Blut aus allen Körperöffnungen, sogar aus den Poren.
DULCAMARA	Fieber, dessen Ursache in äußeren Umständen zu suchen ist; Aufenthalt in feuchten Räumen, Schlafen in klammen Betten; tritt während kalter, regnerischer und veränderlicher Witterung auf.
EUPATORIUM PERFOLIATUM	Frostschauer, die im Kreuz beginnen und sich von dort ausbreiten. Fieberfrost von sieben bis neun Uhr morgens. Bevor Kälteschauer einsetzen, Schmerzen in allen Knochen, als ob sie gebrochen wären. Übelkeit und Galleerbrechen am Ende des Fiebers; verschlimmert sich durch Trinken; erbricht das Getrunkene.

	Wenig Schweiß; durch Schmerzen bedingte Unruhe.
FERRUM	Fieberfrost mit glühend heißem Gesicht.
FERRUM PHOSPH.	Hohes, entzündliches Fieber, besonders bei anämischen Personen.
GELSEMIUM	Fieber ohne Durst; möchte nur still liegen und sich ausruhen.
	Fieberhitze mit Schläfrigkeit; wenig Durst, fühlt sich sehr schwach und matt, Verlangen, ruhig zu liegen, zittert beim Versuch, sich zu bewegen.
	Nervöses Frösteln; Schaudern und Zähneklappern ohne Kältegefühl.
	Nervöses Frösteln; Haut heiß; will festgehalten werden, damit das Zittern sich abschwächt.
	Der Fieberfrost läuft den Rücken hinauf und hinunter.
	Typhus im Anfangsstadium; Kopfschmerzen, schläfrig, benommen, will nur ruhig liegen, große Schwäche; die Zunge zittert beim Herausstrecken; die Lider können nicht mehr gehalten werden und fallen herab; Zittern am ganzen Körper beim Versuch, sich zu bewegen.
	Frostschauer in rascher, wellenartiger Folge, der die Wirbelsäule hinauf- und hinunterläuft.
HEPAR SULFURIS	Schwitzt Tag und Nacht ohne Erleichterung.
IGNATIA	Schüttelfrost mit Gesichtsröte.
	Frösteln besser im warmen Raum oder durch Ofenwärme; Gefühl der Leere in der Magengrube, das durch Essen nicht zu bessern ist; Seufzen.
IPECACUANHA	Rückenschmerzen, kurzes Frösteln, langes Fieberstadium, meist Hitze mit Durst; Kopfschmerzen, Übelkeit und zuletzt Schweiß. Das Frösteln verschlimmert sich in der Wärme.

Fieber, Frost und Schweiße 159

LACHESIS	Das Kind muß festgehalten werden, um Kopf- und Brustsymptome sowie das Zittern zu mildern. Fühlt sich besser, wenn es festgehalten wird. Nächtliche Hitze aufgrund von Blutwallungen, besonders nach dem Schlaf.
LYCOPODIUM	Saures Erbrechen zwischen Frost und Fieberhitze. Alte, unterbrochene Malariaanfälle; Frost; fettige Schweiße. Fieberanfälle bei Tuberkulose, die verstärkt zwischen 16 und 20 Uhr auftreten.
MERCURIUS VIVUS	Feuchtkalte Nachtschweiße, die den Aufenthalt im Bett unmöglich machen. Beschwerden nehmen beim Schwitzen zu.
NATRIUM MURIATICUM (CHLORATUM)	Frösteln von 10 bis 11 Uhr vormittags. Große Erleichterung während des Schwitzens (Arsen). Fieber jeglicher Art mit Kopfschmerzen; Hitze des Gesichts und starker Durst; regelmäßig von 10 bis 11 Uhr vormittags schlechter.
NUX VOMICA	Große Hitze; muß sich trotz brennender Hitze des ganzen Körpers gut zugedeckt halten, da der Patient bei der geringsten Abkühlung und Bewegung fröstelt. Schweiße mit Frösteln durch die geringste Abkühlung. Starkes Frösteln und Kälte mit blauen Nägeln; weder durch Ofenwärme noch durch Zudecken zu bessern; meist vormittags.
PHOSPHORUS	Wallungen, die in den Händen beginnen.
PODOPHYLLUM	Fieberfrost um 7 Uhr morgens. Große, sogar deliröse Geschwätzigkeit während Frost und Schweiß.
POLYPORUS OFFICINALIS	Frösteln beginnt zwischen den Schultern.

PSORINUM	Reichliche Schweiße nach der geringsten Anstrengung, besonders während der Rekonvaleszenz nach akuten Krankheiten.
PULSATILLA	Frösteln mit Schmerzen. Frost gegen 16 Uhr. Kein Fieberanfall gleicht dem anderen, ständiger Symptomenwandel.
RHUS TOXICODENDRON	Typhusfieber, oder wenn akute Krankheiten typhoiden Charakter annehmen; starke Unruhe, wälzt sich herum, dreieckiger Belag an der Zungenspitze. Trockener, ermüdender Reizhusten während des Fröstelns.
SAMBUCUS NIGRA	Profuse Schweiße während des Wachseins, die im Schlaf vertrocknen.
SANGUINARIA	Täglich von 14 bis 15 Uhr Fieber mit umschriebener Röte der Wangen, Brennen von Handtellern und Fußsohlen, Husten und Auswurf.
SECALE CORNUTUM	Starkes, objektives Kältegefühl, das jedoch durch Zudecken verschlechtert werden kann.
SEPIA	Hitzewallungen; aufsteigende Hitze.
SILICEA	Mangel an Lebenswärme; stets fröstelnd; sogar bei Anstrengungen. Schweiße nur am Kopf, oder am Kopf und im Gesicht.
SULFUR	Frösteln und Fieber; vermindertes Reaktionsvermögen; Benommenheit; verfällt zusehends. Schweiße setzen morgens nach dem Erwachen ein.
THUJA	Schweiße entweder an unbedeckten Stellen oder überall, außer am Kopf.
VERATRUM ALBUM	Kalter Gesichtsschweiß, besonders der Stirn. Fieberfrost um 6 Uhr morgens. Hitze im Kopf, während der Körper eiskalt ist.

Haut

Acidum phosphoricum: Pickel zw. den Brüsten

ACIDUM HYDRO-FLUORICUM	Naevus (Muttermale) bei Kindern. Alte Narben entzünden sich an den Rändern und verursachen heftigen Juckreiz.
ACONITUM	Haut trocken, brennend und heiß, heftiges Verlangen nach Wasser; Gesichtsröte, die häufig mit Blässe abwechselt.
AGARICUS MUSCARIUS	Brennen, Jucken, Röte und Schwellung, wie von Frostbeulen.
ANTHRACINUM	Bei Furunkeln, malignen Geschwüren, Beschwerden mit Ulzeration, Ablösung der Haut und unerträgliches Brennen, schwarze oder blaue Pusteln.
ANTIMONIUM TARTARICUM	Ausschlag, pustulös oder konfluierend; Gesicht, Mund, Rachen, Ösophagus, Magen, Jejunum, Genitalien.
APIS	Urticaria; Schmerzen wie von Bienen- oder Insektenstichen, mit unerträglichem Jucken nachts. Die Haut ist meist weiß und fast durchscheinend (ovarielle Wassersucht). Furunkel mit brennenden, stechenden Schmerzen.
ARSENICUM ALBUM	Kleieartige, schuppige Hautausschläge mit Jucken und Brennen, Verschlechterung durch Kratzen (Blutungen).
BELLADONNA	Die Haut wird bei Berührung als brennend heiß empfunden.
BRYONIA	Die Empfindung von Stechen in der Haut ist sehr charakteristisch (GUERNSEY). Langsame Entwicklung oder plötzliche Rückentwicklung eines Ausschlages bei exanthematischen Erkrankungen, die respiratorische oder meningeale Komplikation, oder Wassersucht zur Folge hat.
CARBO VEGETABILIS	Zyanose des Körpers mit großer Angst und eisiger Kälte an der Hautoberfläche.

CAUSTICUM	Brennen oder Jucken von alten Geschwüren, die aus einer Blase hervorgegangen sind.
CHINA	Gesteigerte Empfindlichkeit der Haut am ganzen Körper (fast schmerzhaft), sogar der Handteller.
COFFEA	Möchte an der betreffenden Stelle kratzen oder reiben; diese ist aber zu empfindlich. Masernähnliche Stellen auf der Haut mit trockener Hitze nachts; starke Erregbarkeit und Weinen.
DOLICHOS PRURIENS	Gelbsucht mit weißen Stühlen und heftigem Hautjucken.
DULCAMARA	Kleine Furunkel an Stellen, die früher eine Prellung erlitten hatten. Hautausschläge, aus denen eine wäßrige Flüssigkeit sickert und die bluten, wenn gekratzt wird. Nesselausschlag mit starkem Juckreiz; Jucken wird von Brennen gefolgt; schlechter in der Wärme, besser in der Kälte; bei gastrischem Fieber. Wassersüchtige Zustände nach unterdrücktem Schweiß, bei feuchtkalter Luft.
GRAPHITES	Juckende Ausschläge mit Aussickern einer wäßrigen, klebrigen Flüssigkeit; tritt an vielen Stellen des Körpers auf.
HEPAR SULFURIS	Eiterung eines seit langem entzündeten Furunkels an den Extremitäten oder am Leib, der als Blase begonnen hatte; (jede Verletzung eitert). Die angegriffene Haut ist so berührungsempfindlich, daß der Patient vor Schmerz oft ohnmächtig wird.
LACHESIS	Wunde Stellen, dunkelrot oder bräunlich, nehmen pilzartigen Charakter an, werden zu Geschwüren, Ausschlägen oder Karbunkeln und verfärben sich schwarz oder bläulich.
LEDUM	Langandauernde Verfärbungen nach Verletzungen; schwarze oder blaue Flecken verfärben sich grün.

Haut

MERCURIUS VIVUS	Jucken, überall; schlimmer nachts bei Einwirkung der Bettwärme. Nächtlicher, brennender Schmerz in Exostosen. Flache, schmerzlose, blasse Geschwüre, die von schleimigem Eiter bedeckt sind (auf Kopfhaut, Penishaut, usw.). Runde, kupferrote Stellen, die durch die Haut durchschimmern. Runde Geschwüre mit einer unsauberen, speckigen Oberfläche, Geschwürsränder entzündet und erhaben, stechende Schmerzen.
NUX MOSCHATA	Haut trocken und kühl, sehr empfindlich gegen kalte, feuchte Luft.
PETROLEUM	Chronisches, feuchtes Ekzem; Wundheit an den betroffenen Stellen. Petroleum ist besonders geeignet, wenn eine Verschlimmerung im Winter eintritt.
PHOSPHORUS	Kleine Geschwüre in der Umgebung eines größeren Geschwürs. Polypen, gestielte Tumoren, Geschwüre usw., die leicht bluten.
RANUNCULUS BULBOSUS	Pustulöse Ausschläge, von denen besonders die Handteller betroffen sind.
RUMEX	Jucken oder bläschenartige Ausschläge; Jucken schlechter beim Ausziehen oder in kühler Luft.
SEPIA	Braune oder rötliche Leberflecken. • Daher oft „Kratzorgan".
SULFUR	Wollüstiges Jucken, das sich durch Kratzen bessert; von Brennen, manchmal von kleinen Bläschen gefolgt. Heftiges Kratzen verursacht Schmerzen, Taubheitsgefühl, Schwellung oder sogar Ulzeration.

STRAMONIUM	Abszesse, mit heftigen Schmerzen, die den Patienten zur Raserei treiben (besonders in der linken Hüfte).
TARANTULA	Furunkel, Abszesse, Fingereiterungen oder Schwellungen jeder Art von bläulicher Verfärbung mit außerordentlichen, brennenden Schmerzen.
THUJA	Warzenartige Auswüchse an verschiedenen Stellen, besonders auf Händen und Genitalien. Sykosis verhält sich zu Feigenwarzen (Kondylomata) und wäßrigen Absonderungen der Haut und Schleimhäute wie Sulfur zu Psora und Mercurius zu Syphilis.
URTICA URENS	URTICARIA; die Haut schwillt an und weist eine zentrale weiße Stelle und einen roten Hof auf; von Stechen und Brennen begleitet. Reiben bringt Besserung. Erhabene, rote Stellen, die jucken und brennen und ständiges Reiben erfordern.

Knochen

ACIDUM HYDRO-FLUORICUM	Knochenerkrankungen, besonders der Röhrenknochen, Karies oder Nekrosen, psorischer oder syphilitischer Natur. Als Folgemittel auf **Silicea** bei Knochenerkrankungen und Varizen bei alten Menschen.
ACIDUM NITRICUM	Syphilitische Knochenschmerzen, stechend, besonders nach Merkur-Mißbrauch.
ACIDUM PHOSPH.	Periostitis mit brennenden, nagenden oder reißenden Schmerzen; Gefühl, als ob die Knochen mit einem Messer geschabt würden.
ANGUSTURA	Knochenkaries und sehr schmerzhafte Geschwüre, die den Knochen bis zum Mark durchbohren. Karies der Röhrenknochen (das Mark durchbohrend), mit außerordentlichem Verlangen nach Kaffee.
ASA FOETIDA	Erprobte Anwendung bei Knochenerkrankungen mit großer Berührungsempfindlichkeit (selbst beim leichtesten Verband).
AURUM	Nächtliche Knochenschmerzen oder tiefe Geschwüre, die die Knochen in Mitleidenschaft ziehen, nach Merkur-Mißbrauch oder bei syphilitischer Belastung. Exostosen des Schädels und anderen Knochen mit Schmerzen, die zur Verzweiflung treiben; besonders bei Syphilis oder nach Merkur-Mißbrauch. Syphilitische Knochenerkrankungen, besonders nach Merkur-Mißbrauch; Karies der Nasenknochen, Ozäna, Schmerzen schlimmer nachts.
CALCIUM CARBONICUM	Verspätete Knochenentwicklung mit Lymphknotenschwellung, verspäteter Fontanellenschluß, verspätete Zahnung. Knochenverkrümmungen, besonders der Wirbelsäule und der Röhrenknochen; Deformation der Extremitäten.

CALCIUM PHOSPH.	Knochenaffektionen an den Suturen und Symphysen.
KALIUM JODATUM	Chronischer Rheumatismus des Periosts, nächtliche Knochenschmerzen, die zur Verzweiflung treiben (syphilitisch, merkurell, oder beides).
LYCOPODIUM	Nächtliche Knochenschmerzen; Entzündung meist an den Knochenenden.
MERCURIUS VIVUS	Knochenschmerzen, Exostosen mit bohrenden Schmerzen; Verschlechterung nachts.
MEZEREUM	Periostschmerzen der Röhrenknochen, besonders der Tibia, Berührung unerträglich; schlechter nachts im Bett und bei feuchtem Wetter.
PHOSPHORUS	Schwellung der Knochen; Nekrose, besonders des Unterkiefers.
RUTA	Prellungen und andere mechanische Verletzungen von Knochen und Periost.
SILICEA	Entzündungen, Schwellungen, Karies und Nekrosen, bei Patienten mit Mangel an eigener Körperwärme, die also sehr kälteempfindlich sind.
STILLINGIA SILVATICA	Chronischer Rheumatismus des Periosts, quälende Schmerzen der Röhrenknochen, manchmal mit Knoten (syphilitisch), besonders Schmerzen der Tibia.
SYPHILINUM	Kariöse Geschwüre; Schmerzen verschlimmern sich zwischen Sonnenuntergang und Sonnenaufgang.
THERIDION	Ein durchgreifendes Mittel bei Skrofulose, Rachitis, Karies, Nekrosen; wenn andere Mittel versagen (BARUCH).

Allgemein-
symptome

ABROTANUM	Marasmus der Kinder mit deutlicher Abmagerung, besonders der Beine; die schlaffe Haut hängt in Falten herab.
ACIDUM HYDRO-FLUORICUM	Unverträglichkeit der Temperaturschwankungen zwischen Sommer und Winter.
ACIDUM LACTICUM	Gelenkrheumatismus; häufig das Bedürfnis, Wasser zu lassen.
ACIDUM MURIATICUM	Große Schwäche; sobald sich der Patient hinsetzt, fallen ihm die Augen zu, der Unterkiefer fällt herab.
ACIDUM NITRICUM	Hat eine besondere Affinität zu den Schleimhautöffnungen und den Übergangsstellen von der Schleimhaut zur Haut; Mund, Nase, Rektum, Anus, Urethra, Vagina, usw.
ACIDUM OXALICUM	Schmerzen an engumschriebenen Stellen, oder auf kleine Flächen begrenzt.
ACIDUM PHOSPH.	Heftige Periostschmerzen aller Knochen; (so, als würde ein Messer daran schaben). Wachstumsschmerzen; wächst zu schnell; (zu dick, Calc. c.).
ACIDUM PICRINICUM	Große geistige und körperliche Schwäche; schlechter durch Reden, Schreiben oder Denken.
ACIDUM SULFURICUM	Blutungen aus allen Körperöffnungen und Ekchymosen der Haut. Schmerzen nehmen langsam und stetig zu, um auf ihrem Höhepunkt plötzlich zu verschwinden; häufige Wiederholungen. Hämorrhagien schwarzen Blutes aus allen Körperöffnungen. Gefühl von Zittern am ganzen Körper, ohne daß ein Zittern ersichtlich ist.
ACONITUM	Starke Unruhe; der Kranke wirft sich stundenlang qualvoll hin und her. Taubheit und Kribbeln der linken Seite, Zunge, Lippen, Wirbelsäule, linker Arm und Finger.

Üble Folgen von kalter Luft, unterdrücktem Schweiß, Aufregung, Zorn, Ärger.
Die Schmerzen werden durch Berührung oder Zudecken als unerträglich empfunden.

AGARICUS MUSCARIUS Brennen, Jucken, Röte an verschiedenen Körperteilen; Augenlider, Ohren, Nase, Gesicht, Hände oder Füße. Die betroffenen Teile sind rot, geschwollen und heiß.

ANACARDIUM Gefühl eines Pflockes in verschiedenen Teilen des Körpers.

ANTIMONIUM TARTARICUM Klopfen und Pulsieren im ganzen Körper; besonders jedoch im Abdomen oder in der Magengrube; große Sorgen um die Zukunft.

APFELESSIG (In den neueren Arzneimittellehren nicht mehr enthalten).
Antidotiert Acidum carbolicum.

APIS Gelegentlich auftretende stechende Schmerzen (wie von Bienenstichen).
Brennende oder stechende Schmerzen im Gesicht, im Hals, den Ovarien, Hämorrhoiden, Panaritium, Furunkel, Verhärtungen, Krebsgeschwülste (auch offene).
Ödeme oder Wassersucht ohne Durst.

ARGENTUM METALLICUM Schmerzen nehmen langsam zu, verschwinden aber plötzlich.
• Folgen von Quecksilbermißbrauch (Amalgam).

ARNICA Zerschlagenheitsschmerz und Empfindlichkeit am ganzen Körper; selbst das Bett erscheint zu hart. Innere Unruhe der schmerzenden Teile; muß oft die Lage wechseln, jeder Platz erscheint zu hart.

ARSENICUM ALBUM Außerordentliche Entkräftung; plötzlicher Kräfteverfall; Erschöpfung nimmt durch jede Bewegung zu.
Beschwerden, durch Nikotin verursacht.

Vergiftungen durch verdorbene, verfaulte tierische Produkte; durch Impfung, Einatmen oder Schlukken.
Folgen von Bergsteigen und anderen erschöpfenden Anstrengungen der Muskulatur; Schlaflosigkeit, Kurzatmigkeit, Entkräftung und andere Beschwerden.
Innerliches oder äußerliches Brennen von Geschwüren, Ausschlägen, usw., Besserung durch äußere Wärme.

ASA FOETIDA Beschwerden, besonders hysterische, infolge unterdrückter Ausscheidungen.

ASARUM Überempfindlichkeit der Nerven; Kratzen von Leinen, Rascheln von Seide, Knistern von Papier, usw., sind dem Patienten unerträglich.

BARIUM Skrofulöse, atrophische, zwergenhafte Kinder, die zu Drüsenschwellungen neigen; körperliche und geistige Schwäche.
Sehschwäche und andere Beschwerden des Alters, besonders bei Menschen mit Neigung zu Fettleibigkeit.

BELLADONNA Schmerzen treten plötzlich auf, um nach mehr oder weniger langer Dauer ebenso plötzlich wieder zu verschwinden.
Spasmen aller Schließmuskeln, des Ösophagus, Muttermunds, Stimmritze, Rektums, Zusammenziehen der Gebärmutter.

BORAX Furcht vor Abwärtsbewegungen; das Kind klammert sich an die Pflegerin, wenn diese versucht, es in die Wiege zu legen.

BRYONIA Gelenke rot, geschwollen, steif, mit stechenden Schmerzen; schlechter durch jede Bewegung.
Gefühl des Versinkens im Bett.
Ödematöse Schwellungen nehmen tagsüber zu, nachts wieder ab.

	Rheumatische oder gichtische Spannungsgefühle; Ziehen, Reißen, Stechen, meist in den Extremitäten bei Bewegung, Berührungen unerträglich.
CACTUS	Blutungen aus Nase, Lunge, Rektum, o.a., im Zusammenhang mit Herzerkrankungen. Empfindung von fester Zusammenschnürung am ganzen Körper. Zusammenschnürungsgefühl in Hals, Brust, Herz, Blase, Rektum, Uterus, Vagina (Caps.).
CALCIUM CARBONICUM	Große Müdigkeit; nicht in der Lage zu gehen; besonders Treppensteigen erschöpft den Patienten sehr. Kältegefühl, so typisch wie das Brennen von Sulfur. Nach Sulfur und bei Neigung zu weiten Pupillen angezeigt. Gefühl von Kälte in vielen Teilen des Körpers. Fühlt sich wohler, wenn verstopft. Zieht sich aufgrund einer schlaffen, schwachen Muskulatur leicht Verrenkungen und Verstauchungen zu.
CALCIUM PHOSPH.	Bei verzögerter Konsolidation; fördert die Kallusbildung. Kinder magern ab; können nicht stehen; lernen nicht gehen, verzögerte Zahnung. Rheumatische Beschwerden; schlechter im Frühling und Herbst, während der Schneeschmelze, also wenn die Luft kalt und feucht ist.
CALCIUM SULFURICUM	Nach Entleerung von Abszessen, um die Heilung zu beschleunigen.
CAPSICUM	Einschnürungsgefühl verschiedener Teile; z.B. des Halses (bei Diphtherie), der Brust (Asthma und Husten), der Urethra (bei Gonorrhöe), des Rektums (Dysenterie), usw. Scharfe, stechende Schmerzen; schlechter durch kaltes Wasser.

Allgemeinsymptome

CARBO VEGETABILIS	Hämorrhagien aus schwammigen, degenerierten Schleimhäuten, überall, von auffallender Blässe der Haut begleitet. Kollaps, kalter Schweiß, kalter Atem, kalte Zunge, auffallende Blässe oder grünliche Verfärbung des Gesichtes. Geschwächte Lebenskraft, venöses System im Vordergrund.
CAUSTICUM	Gefühl von Muskelverkürzung, Kontraktionen der Gelenksehnen und Extremitäten, dadurch Verkrümmung der Glieder. Chronischer Rheumatismus; Kontraktion der Flexoren, Gelenke steif.
CHAMOMILLA	Schweiß bei Schmerzen. Während der Schmerzen heiß und durstig. Heftige rheumatische Schmerzen treiben den Patienten nachts aus dem Bett und zwingen ihn zum Umhergehen (FREDDLEY). Überempfindlichkeit der Nerven; kann keine Schmerzen ertragen, wird dabei wütend; besonders nach Kaffee und Schmerzmittelabusus.
CHELIDONIUM	Gelbsucht; Skleren, Gesicht, Urin und Stuhl sind ausgesprochen gelb.
CHINA	Starke Blutungen mit Ohnmachtsgefühl, Sehverlust, Ohrensausen; als Folgen von starken Blutverlusten. Schwäche und andere Beschwerden infolge von Blut- oder Säfteverlusten, wie z.B. Stillen, Speichelfluß, Blutungen, Schröpfen, Weißfluß, Nachtschweiß, Samenverlust, etc. Große Schwäche; Empfindlichkeit des Nervensystems; Überempfindlichkeit der Sinne, gegen Schmerzen, gegen leichte Berührung und Luftzug.
CICUTA VIROSA	Konvulsionen mit Verdrehungen des Oberkörpers, der oberen Extremitäten, blaues Gesicht und häufiges kurzes Aussetzen der Atmung.

	Gefühl heftiger Schläge durch Kopf, Arme und Beine, wodurch Zuckungen hervorgerufen werden. Außerordentlich heftige Konvulsionen, epileptisch, kataleptisch, tonisch oder klonisch.
CINA	Wurmbeschwerden bei Kindern; mit Konvulsionen.
COCCULUS	Leeregefühl im Kopf, im Abdomen, in den Eingeweiden, der Brust, dem Herz und dem Magen (im allgemeinen von inneren Organen).
CONIUM	Eignet sich besonders für alte Menschen von straffer Faser, skrofulöse oder kanzeröse Patienten. Karzinom, durch Trauma hervorgerufen; schlechter während der Menses. Verhärtung der Mamma und anderer Drüsen nach Verletzungen.
CROCUS	Hämorrhagien; schwarzes, visköses, klumpiges Blut hängt in Fäden aus den blutenden Öffnungen.
CROTALUS HORRIDUS	Blutungen von zersetztem Blut aus allen Körperöffnungen, sogar blutiger Schweiß.
CUPRUM	Krämpfe, die in den Fingern und Zehen beginnen und sich von dort ausbreiten.
DULCAMARA	Hals steif; Rückenschmerzen, Lenden lahm; durch Erkältung verursacht.
EUPATORIUM PERFOLIATUM	Zerschlagenheitsgefühl am ganzen Körper, Glieder wie gebrochen (Arn., Bellis per.).
FERRUM	Bei allgemeiner Blutungsneigung. Gesicht, Lippen, Zunge, Mundschleimhaut werden weiß.
HAMAMELIS	Blutungen; sehr dunkel, klumpig, venös.
HEPAR SULFURIS	Wird bei Schmerzen ohnmächtig. Große Empfindlichkeit gegen kalte Luft; braucht ein warmes Bett; Husten, wenn irgendein Körperteil unterkühlt wird (Zugluft).

HYPERICUM Sehr schmerzhafte Stichwunden, die durch Nägel, Splitter oder Nadeln verursacht wurden.
Nervenverletzungen mit starken Schmerzen – Tetanus-, Stich-, Schnitt- und Rißwunden.
• Rückenmarks- und Gehirnverletzungen.

IGNATIA Krampfartige Beschwerden bei Kindern, die unmittelbar nach einer Bestrafung ins Bett gelegt wurden.
Zuckungen einzelner Glieder beim Einschlafen.
Bei Folgen unterdrückten Kummers.
Chorea, bisweilen auch Konvulsionen, nach Schreck, Kummer, Bestrafung oder anderen psychischen Traumen.
Das Mittel der großen Widersprüche: Ohrensausen, besser bei Musik; Hämorrhoiden, besser beim Gehen; Halsschmerzen, besser durch Schlucken; Leeregefühl im Magen bessert sich nicht durch Essen; Husten schlechter, je mehr man hustet, Husten beim Stillstehen und durch Gehen besser; krampfhaftes Gelächter bei Kummer; Durst während des Fieberschauers, fehlt aber während der Fieberhitze, wechselnde Farbe des Gesichtes, usw.

IPECACUANHA Blutungen aus allen Körperöffnungen, reichlich und hellrot.

JODUM Marasmus, Atrophie, oder allgemeine Abmagerung, besonders der Mamma, bei dunkelhäutigen Personen.
Starke Abmagerung trotz guten Appetits; stets hungrig und nimmt trotz reichlichen Essens ständig ab. Atrophie der Mamma, welche schlaff herunterhängt.

KALIUM BICHROMICUM Schmerzen treten in einer Körperregion auf, lassen nach und treten an anderen Stellen wieder auf; oder Wechsel der Beschwerden wie z.B. Durchfall, Dysenterie mit Rheumatismus, usw.

KALIUM BROMATUM	Schmerzen an engumschriebenen Stellen von etwa Fingerkuppengröße. Sensibilitätsverlust; generalisiert; auch Rachen, Larynx, Urethra, usw.
KALIUM CARBONICUM	Überall stechende Schmerzen, die durch Bewegung nicht gebessert werden können.
KALIUM SULFURICUM	Wandernder Gelenkrheumatismus mit serösen Exsudaten.
KREOSOTUM	Blutungen, reichlich, passiv; kleine Wunden bluten stark. Profuse, wundmachende, übelriechende Schleimhautabsonderungen, im allgemeinen bei geschwächten Personen.
LACHESIS	Im allgemeinen linksseitige Beschwerden, insbesondere aber Hals, Ovarien, Lähmungen. Bläuliche Verfärbung des betroffenen Teiles. Blut dunkel, gerinnt nicht, kleine Wunden bluten stark. Beschwerden beginnen auf der linken Seite und wandern zur rechten; oder allgemein linksseitige Beschwerden. Beschwerden bessern sich durch das Einsetzen einer Ausscheidung. Starke körperliche und geistige Erschöpfung; sinkt vor Schwäche nieder. Schlechter vormittags und nach dem Schlaf.
LEDUM	Dauerndes Kältegefühl, Mangel an Lebenswärme (Helod.).
LYCOPODIUM	Beschwerden ziehen von rechts nach links; Hals, Brust, Abdomen, Leber, Ovarien.
MAGNESIUM PHOSPH.	Starke, krampfartige Schmerzen, besonders im Magen, im Abdomen und im Becken; Schmerzen bessern sich durch warme Anwendungen.

	Blitzartiges Erscheinen und Verschwinden von Schmerzen.
MEDORRHINUM	Brennen von Händen und Füßen; will sie abdecken und kühlen (vergleiche Syphilinum).
NATRIUM CARBONICUM	Große Schwäche bei sommerlicher Hitze, Erschöpfung bei der geringsten Anstrengung; chronische Folgen von Hitzschlag.
NATRIUM MURIATICUM (CHLORATUM)	Starke Abmagerung trotz guter Ernährung; besonders der Hals ist davon betroffen.
NUX MOSCHATA	Ohnmachtszustände und Herzklopfen; Patient schläft anschließend ein. Ohnmachtsneigung bei geringsten Schmerzen. Alle Körperteile, auf denen man liegt, schmerzen wie zerschlagen.
NUX VOMICA	Überempfindlichkeit gegenüber äußeren Eindrücken; kann Geräusche, Reden, Musik, starke Gerüche und helles Licht nicht ertragen.
OPIUM	Zucken von Kopf, Armen und Händen; hin und wieder Zuckungen wie von einer Überfunktion der Flexoren; Körper kalt; Neigung zu Somnolenz; besser durch Bewegung des Körpers und Abdecken des Kopfes. Nervös und reizbar; Stuhl besteht ausschließlich aus kleinen schwarzen Kugeln. Vitale Reaktionen vermindert; wenn andere, sorgfältig gewählte Mittel versagen.
PETROLEUM	Jucken in den „Röhren": Harnröhre, Eustachische Röhre, Tränengang und Pharynx. Reisekrankheit; Beschwerden beim Fahren im Auto, Eisenbahn oder Schiff.
PHOSPHORUS	Kleine Wunden, die stark bluten.

PSORINUM	Psorische Konstitutionen; mangelnde Reaktion nach Erkrankungen; skrofulöse Hautausschläge mit Neigung zur Eiterung. Übler Körpergeruch, sogar nach dem Waschen. Große Empfindlichkeit gegen kalte Luft oder Wetterwechsel; trägt selbst bei warmem Wetter Hut und Mantel. Alle Ausscheidungen sind von aasartigem Geruch. Wenn gut gewählte Mittel bei psorischen Patienten versagen; (wenn **Sulfur** versagt, denke man an Psorinum).
PULSATILLA	Frösteln bei Schmerzen. Rasch wandernde Schmerzen; mit Röte und Schwellung der Gelenke. Ständiger Symptomenwandel; kein Fieberschauer, keine zwei Stühle, keine zwei Anfälle gleichen einander; fühlt sich eine Stunde wohl, die nächste elend.
PYROGENIUM	Das Bett erscheint zu hart (Arn.); die Seite, auf der man liegt, fühlt sich schmerzhaft und wie zerschlagen an.
RHEUM	Saurer Geruch des ganzen Körpers; das Kind riecht sogar nach dem Waschen oder Baden sauer.
RHUS TOXI-CODENDRON	Folgen von Durchnässung, nachdem man verschwitzt und überhitzt war. Schmerzen infolge Verrenkung, Überdehnung, Heben oder Strecken.
SARSAPARILLA	Starke Abmagerung; Haut schrumpft zusammen und legt sich in Falten.
SECALE	Paßt besonders für große, hagere Frauen von schlaffer Faser, kraftlose, kachektische, oder sehr altersschwache Menschen.
SEPIA	Starkes Ohnmachtsgefühl, Schwächegefühl in der Magengrube, oder Entkräftung und Erschlaffung.

SILICEA	Beschwerden nach Impfungen, Abszesse usw., sogar Konvulsionen. Kleine Fremdkörper in Haut oder Larynx. Mangel an eigener Körperwärme; sogar bei Anstrengung.
STAPHISAGRIA	Schnittwunden nach chirurgischen Eingriffen.
STRAMONIUM	Krämpfe, die durch den Anblick heller oder leuchtender Gegenstände ausgelöst werden.
SULFUR	Unsicherer Gang, Tremor der Hände, große Schwäche mit Zittern, Müdigkeit, Schwäche und Entkräftung. Gebückter Gang; beim Gehen oder Sitzen nach vorne geneigt. Stehen ist die unbequemste Lage. Empfindung von Brennen in vielen Teilen des Körpers. Großer Ekel vor den körpereigenen Ausscheidungen. Alle Köperöffnungen sind rot, wie von zu großer Blutfülle. Kinder können das Waschen oder Baden nicht ertragen. • Unverträglichkeit von Wolle auf der Haut. Alle Absonderungen sind scharf, wundmachend und verursachen Rötung. Chronische lokale Kongestionen in vielen Regionen, von Brennen begleitet. Tagsüber kurze Schwäche- oder Ohnmachtsanfälle. Fördert die Resorption von Ergüssen bei Vorliegen von Sulfur-Symptomen.
SYMPHYTUM	Mechanische Verletzungen; Prellungen, Schläge, Kontusionen der Augäpfel.
SYPHILINUM	Schmerzen von Sonnenuntergang bis Sonnenaufgang. (Gegenteil von Medorrhinum)

TARANTULA	Schwellungen jeglicher Art, die eine bläuliche Verfärbung annehmen und von starken, brennenden Schmerzen begleitet sind. • Folge von Impfungen.
THUJA	Häufiges Wasserlassen mit Schmerzen.
TUBERCU-LINUM	Dauernder Symptomenwandel, von einem Organ zum anderen, plötzlich beginnend, plötzlich verschwindend. Deutliche und starke Abmagerung; trotz guter Ernährung nimmt der Patient rapide ab. Erkältet sich leicht, weiß aber nicht wodurch.
VERATRUM ALBUM	Schmerzattacken mit Delirium, oder zur Raserei treibend. Delirium bei Schmerzen.
VERATRUM VIDE	Spasmen oder Konvulsionen, die von außerordentlich schnellem Puls begleitet sind.
ZINCUM	Erschöpfung der Lebenskraft, des Gehirns, der Nerven, zu schwach, um Exantheme zu entwickeln, zu menstruieren, auszuwerfen, zu urinieren, zu begreifen, auswendig zu lernen. Besonders bei anämischen Patienten; zerebrale Erschöpfung; Exantheme können nicht entwickelt werden. Zuckungen einzelner Muskeln (Agar., Ignat., Hyos.).

Auslösende Faktoren und Modalitäten

ACIDUM NITRICUM	Besserung beim Fahren in einem Wagen.
ACIDUM OXALICUM	Symptome verschlechtern sich, wenn daran gedacht wird.
ACIDUM PHOSPHOR.	Folgen von zu schnellem Wachsen, sexuellen Ausschweifungen, Kummer, Trauer, Heimweh oder unglücklicher Liebe.
ACIDUM SULFURICUM	Folgen von mechanischen Verletzungen, Prellungen, Wundsein, Ekchymosen, usw.
ACONITUM	Folgen von Aufenthalt in kalter, trockener Luft, unterdrücktem Schweiß, Aufregung, Angst, Zorn oder Ärger.
ANTIMONIUM CRUDUM	Beschwerden nach Baden in kaltem Wasser. Übelkeit, Durchfälle und Erschöpfung bei warmem Wetter; Verschlimmerung durch Überhitzung in Sonnen- oder Ofenwärme.
ARNICA	Gicht; Angst, daß Menschen, die auf ihn zukommen, ihn berühren oder stoßen könnten. Paßt für die Folgen von mechanischen Verletzungen (Fall, Schlag, Stoß, Prellung), aber auch bei Entzündungen.
ARSENICUM ALBUM	Im allgemeinen Verschlechterung nachts; besonders gegen ein und drei Uhr morgens. Im allgemeinen Besserung durch Wärme (warmes Einhüllen, warmes Essen, warmes Trinken...); Liegen mit hochgelagertem Kopf. Vergiftung durch verdorbene tierische Produkte, die peroral oder parenteral (z.B. durch Verletzung) zugeführt wurden.
BELLADONNA	Allgemeinverschlechterung nach drei Uhr morgens und drei Uhr nachmittags. Erkältet sich beim geringsten Luftzug, besonders bei entblößtem Kopf (nach Haareschneiden).

BRYONIA	Charakteristisch ist die Verschlimmerung durch Bewegung. Beschwerden beim Einsetzen warmen Wetters oder nach einer Kälteperiode. Beschwerden nach Bügeln oder Arbeiten über einem heißen Ofen.
CALCIUM CARBONICUM	Beschwerden durch Treppensteigen, während oder nach dem Koitus; kurz vor oder während des Vollmonds. Überempfindlichkeit gegen die geringste, kalte Luft, die durch den Patienten förmlich hindurchzugehen scheint.
CAMPHORA	Überempfindlichkeit; die Schmerzen verschlechtern sich in kalter Luft. Schmerzen verschwinden beim Darandenken; werden aber am stärksten empfunden, wenn sie dem Patienten halbbewußt werden.
CAPSICUM	Verschlechterung der Beschwerden zwischen den Schluckakten (Ignatia).
CAUSTICUM	Schlechter bei klarem, schönem Wetter, besser bei feuchtem und nassem. Verbrennungen, die langsam heilen, aber auch Folgen lang zurückliegender Verbrennungen.
CHAMOMILLA	Überempfindlichkeit nach Kaffee- oder Opiumabusus. Weder Liegen noch Schlafen vermögen die Schmerzen zu mildern; nach dem Schwitzen und nach dem Aufstehen tritt jedoch eine leichte Besserung ein. Überempfindlichkeit gegen frische Luft; Abneigung gegen Wind, besonders wenn er um die Ohren bläst. Paßt für Folgen des Zornes und während der Zahnung. Besserung (bei Kindern) durch Getragenwerden.

Auslösende Faktoren und Modalitäten 189

CHINA	Wiederauftreten der Schmerzen nach leisester Berührung, die sich danach erheblich steigern. Periodische Beschwerden, besonders jeden zweiten Tag.
CINA	Das Kind legt sich auf den Rücken, da es in dieser Lage besser schläft. Beschwerden bei Kindern, die durch Würmer hervorgerufen wurden.
COCCULUS	Beschwerden, die durch die Bewegung eines Wagens, Autos oder Schiffes verursacht oder verschlechtert werden.
CONIUM	Besonders bewährt bei Drüsenleiden, aber auch nach Quetschungen und Prellungen.
CUPRUM	Folgen von unterdrückten Hautausschlägen, Gehirnerkrankungen, Konvulsionen, usw.
DULCAMARA	Alle Symptome verschlechtern sich bei Wetteränderung zu kühlem, besonders feuchtkühlem Wetter. Die Zunge und sogar der Kiefer werden durch Erkältung lahm (kalte Luft oder kaltes Wasser).
FERRUM	Obwohl den Patienten seine Schwäche zum Hinlegen zwingt, bessern sich die Beschwerden durch langsames Umhergehen.
GELSEMIUM	Folgen von schlechten oder aufregenden Nachrichten, Schreck oder Erwartungsangst, ungewöhnlichen Belastungen.
GLONOINUM	Folgen von Sonneneinwirkung (Sonnenstich).
HEPAR SULFURIS	Beschwerden, die durch Merkur oder andere metallische Präparate verursacht wurden; Jod, besonders Kalium jodatum. Folgen durch Aufenthalt in West- oder Nordwestwind, unmittelbar oder kurz danach; Besserung durch Wärme.

HYOSCYAMUS	Folgen von Eifersucht und unglücklicher Liebe.
HYPERICUM	Folge eines Kopf- oder Rückenmarktraumas. Verletzungen von nervenreichem Gewebe; besonders Finger, Zehen und Nagelbett. Rißwunden und Verletzungen, bei denen die unerträglichen Schmerzen auf eine Nervenbeteiligung hinweisen; um Tetanus oder Konvulsionen zu verhindern oder zu heilen.
IGNATIA	Wechseln der Lage bessert die Schmerzen. Folgen von Kränkung, schlechten Nachrichten, Kummer und unterdrücktem seelischem Leid.
KALIUM CARBONICUM	Zahlreiche Beschwerden, die sich gegen drei Uhr morgens verschlechtern.
KALIUM JODATUM	Merkurielle, syphilitische und skrofulöse Drüsen- oder Knochenerkrankungen, oder chronischen Rheumatismus.
KALIUM SULFURICUM	Schmerzen verschlimmern sich abends und im warmen Raum, bessern sich in kühler, frischer Luft.
LACHESIS	Paßt für zahlreiche Beschwerden des Klimakteriums. Verschlechterung der Beschwerden nach Schlaf. Allgemeine Abneigung gegen äußeren Druck oder Einschnürung (enganliegende Kleidung), besonders um Hals, Brust, Magen, Abdomen, Uterus, usw.
LEDUM	Insektenstiche, besonders Mückenstiche, Stichwunden, usw. Rheumatische Schmerzen, die sich durch Bettwärme (warme Bettdecken) verschlechtern, sich aber durch das Baden der Füße in kaltem Wasser erheblich bessern.
LYCOPODIUM	Alle Symptome verschlechtern sich zwischen 16 und 20 Uhr.

MAGNESIUM PHOSPH.	Schmerzen werden durch warme Anwendungen gelindert.
MERCURIUS VIVUS	Die meisten Symptome verstärken sich abends oder nachts, in der Bettwärme und beim Schwitzen. Die Beschwerden verschlechtern sich beim Schwitzen und nach dem Schlaf (Lungenerkrankungen).
NAJA	Herz- und Brustsymptome; schlechter durch Liegen auf der linken, besser durch Liegen auf der rechten Seite.
NATRIUM MURIATICUM (CHLORATUM)	Hartnäckige Fälle von intermittierendem Fieber infolge Chininabusus. Nach Verätzung mit Arg.nit.
NUX VOMICA	Nach starkgewürzten Speisen oder anderen Verbindungen, besonders Ingwer, Pfeffer, usw., und nach vielen sog. „Gewürzarzneien". Beschwerden nach Aufenthalt in frischer Luft; Verlangen, zu sitzen oder sich hinzulegen; übellaunig, weigert sich hartnäckig, auf die Wünsche anderer einzugehen. Fühlt sich morgens am schlechtesten, bald nach dem Erwachen, ebenso nach geistigen Anstrengungen und nach dem Essen.
PETROLEUM	An manchen Stellen Kältegefühl.
PHOSPHORUS	Symptome schlechter vor Mitternacht, während eines Gewitters, beim Liegen auf dem Rücken oder auf der linken Seite.
PULSATILLA	Findet Erleichterung in frischer Luft; Beschwerden verschlimmern sich beim Wiederaufsuchen eines warmen, geschlossenen Zimmers.
RHODODENDRON	Beschwerden; schlechter während der Ruhe, vor einem Gewitter, bei kaltem, nassem oder windigem Wetter.

RHUS TOXI-CODENDRON	Beschwerden, schlechter im Liegen, nach Mitternacht, vor einem Gewitter, beim Aufstehen vom Sitzen oder Liegen (in der ersten Bewegungsphase); infolge einer Durchnässung und bei feuchtem Wetter. Folgen vom Heben schwerer Lasten, Prellungen, usw. Folgen von Durchnässung nach Schweiß oder Überhitzung.
SECALE	Schmerzen verschlimmern sich durch jegliche Wärmeanwendung; heftiger Widerwillen gegen Zudecken. Schlechter durch Wärme; sogar wenn die betroffenen Teile sich kalt anfühlen; (will sich abdecken).
SILICEA	Beschwerden verschlechtern sich bei Neumond oder durch Entblößen des Kopfes.
SULFUR	Kinder haben eine Abneigung gegen Waschen oder Baden.
STRAMONIUM	Verschlimmerung beim Alleinsein, im Dunkeln, durch Berührung, beim Anblick hellen Lichtes oder heller Gegenstände und beim Versuch, zu schlucken (besonders Flüssigkeiten).
THROMBIDIUM	Im allgemeinen schlechter nach dem Essen.
THUJA	Die Neuralgie verschlechtert sich im Liegen. Verschlechterung beim Strecken.
ZINCUM METALLICUM	Die meisten Symptome erscheinen nach dem Essen, gegen Abend, nach Genuß von Wein (Nux v.) und während des Sitzens; besser während der Menses. Alle Symptome werden durch den Genuß von Wein wesentlich verschlechtert. Brustsymptome bessern sich durch Auswurf; die Beschwerden der Blase durch Wasser lassen; Rückenschmerzen bessern sich durch Samenabgang (schlechter: Cob.); das Allgemeinbefinden bessert sich während der Menses.

Konstitution und Temperament

ACIDUM NITRICUM	Magere Menschen von straffer Muskulatur, dunkler Hautfarbe, dunklen Haaren und Augen. Menschen, die an chronischen Krankheiten leiden, sich leicht erkälten und zu Durchfall neigen.
ACIDUM PHOSPH.	Für Kinder und Jugendliche, die zu schnell wachsen.
ACONITUM	Paßt besonders für plethorische, sanguinische Menschen mit einer Neigung zu Kopf-, Herz- oder Brustkongestionen (vor allem bei dunkelhaarigen Menschen von straffer Muskulatur).
AGARICUS	Bei alten Menschen mit träger Zirkulation; bei Alkoholikern, besonders, wenn diese unter Kopfschmerzen leiden.
AGNUS CASTUS	Impotenz als Folge von häufigem Tripper und Ausschweifungen.
ALUMINA	Ausgetrocknete, dünne Menschen und alte Personen, bei Säuglingen (Verstopfung), während der Pubertät.
AMMONIUM CARBONICUM	Zerbrechliche Frauen, die stets das Riechfläschchen zur Hand haben müssen.
ARGENTUM NITRICUM	Wir denken an das Mittel bei Menschen, die infolge einer Krankheit ein ausgetrocknetes, faltiges Aussehen angenommen haben.
ASA FOETIDA	Überempfindlichkeit; besonders der Menschen, bei denen das Nervensystem im Vordergrund steht; hysterische Frauen.
AURUM	Konstitutionen, die durch Syphilis und Merkurmißbrauch erschöpft sind.
BARIUM CARBONICUM	Paßt besonders bei alten Menschen, zwerghaften Kindern, besonders für jene, die akute oder chronische Schwellungen und Entzündungen haben, hervorgerufen durch den geringsten Kälteeinfluß.

BELLADONNA	Plethorische, lymphatische Konstitutionen, gutmütig und ausgeglichen bei Gesundheit, aber heftig und gewalttätig, wenn sie krank sind.
BERBERIS	Rheumatische und arthritische Leiden, besonders, wenn diese mit Komplikationen seitens der Niere und der ableitenden Harnwege verbunden sind.
CALCIUM CARBONICUM	Skrofulöse, tuberkulöse und rachitische Patienten, die zu Fettleibigkeit neigen. Bei Neigung zu Fettleibigkeit bei Jugendlichen. Für alte, anämische Menschen von schlaffer Muskulatur, die zu Fettleibigkeit neigen. Dickköpfige Kinder mit einer Neigung zu Fettleibigkeit, aber auch für skrofulöse, geschwächte Konstitutionen mit gelblicher Hautfarbe; psorisch. Leucophlegmatisches Temperament.
CARBO VEGETABILIS	Menschen mit schwacher Lebenskraft infolge einer erschöpfenden Krankheit, die sich seit dieser Krankheit nicht richtig erholt haben; venöses System im Vordergrund.
CAUSTICUM	Dunkelhaarige Menschen von straffer Muskulatur, die an den Folgen lange zurückliegender, unterdrückter Hautausschläge leiden.
CIMICIFUGA	Bei rheumatischen, neuralgischen und anderen Beschwerden hysterischer Frauen; genitalbedingte Reflexstörungen.
CINA	Eignet sich besonders für Kinder mit Wurmleiden.
CONIUM	Angebracht bei alten Männern, alten unverheirateten Frauen, Frauen mit straffer Muskulatur, skrofulöse, kanzeröse Menschen, vorzeitiges Altern bei Kindern.
CROTALUS HORRIDUS	Hämorrhagische Diathese; Blutungen aus Augen, Ohren, Nase, aus jeder Körperöffnung; blutiger Schweiß.

EUPATORIUM PERFOLIATUM	Paßt für Erkrankungen des Alters, besonders bei starker Erschöpfung und Alkoholikern.
FERRUM METALLICUM	Personen, bei denen trotz Nervosität und Schwäche das Gesicht feurig rot oder leicht gerötet ist, aber auch für bleichsüchtige Frauen.
GRAPHITES	Neigung zu krankhafter Leibesfülle, zu Deformationen der Nägel und Hautausschläge, die eine dicke, klebrige Flüssigkeit absondern.
IGNATIA	Eignet sich besonders für nervöse, hysterische Frauen von weicher, aber leicht erregbarer Gemütsverfassung; auch für nervöse Kinder.
JODUM	Skrofulöse Diathese; dunkle Haare und Augen; kachektischer Zustand mit großer Schwäche und starker Abmagerung.
KALIUM BICHROMICUM	Besonders nützlich bei fetten, hellhaarigen Menschen und dicken, rundlichen Kindern.
KALIUM CARBONICUM	Alte Menschen von schlaffer Muskulatur, Wassersucht oder Lähmung.
KALIUM JODATUM	Skrofulöse Menschen, besonders wenn eine Syphilis oder Merkurbehandlung hinzukommt.
LACHESIS	Frauen im Klimakterium, Hämorrhoiden, Hämorrhagien, Hitzewallungen, Brennen am Scheitel, Kopfschmerzen, besonders wenn die Blutungen versiegen.
LYCOPODIUM	Menschen mit wachem Intellekt, aber schwacher Muskulatur; Abmagerung der oberen Körperhälfte, die untere Körperhälfte ist wie wassersüchtig angeschwollen.
MERCURIUS VIVUS	Das haupt-antisyphilitische Mittel.
NATRIUM SULFURICUM	Hydrogenoide Konstitution; Verschlechterung bei nassem Wetter.

NUX VOMICA	Menschen mit dunklem Haar, von hitziger, reizbarer und cholerischer Gemütslage. Eignet sich aber auch für geistig tätige Menschen (vor allem bei sitzender Lebensweise). Personen mit ausschweifender Lebensweise, die dünn und nervös sind. Eignet sich für Menschen, „welche von sehr vorsichtigem, eifrigem, feurigem oder hitzigem Temperament sind, oder aber tückischen, boshaften oder zornigen Gemüts"... (HAHNEMANN).
PHOSPHORUS	Hämorrhagische Menschen. Schlanke, blonde, hochgewachsene Frauen von heller Hautfarbe.
PSORINUM	Psorische Konstitutionen, verminderte Reaktionsfähigkeit; besonders, wenn mit anderen Mitteln keine dauerhafte Besserung zu erreichen ist.
PULSATILLA	Blond, blauäugig, blasses Gesicht, tränenreich.
SECALE	Hagere Frauen von schwächlichem, kachektischem Aussehen, erschlaffter Muskulatur, alles scheint schlaff und offen zu sein, mangelnder Gefäßtonus, passive Blutungen.
SEPIA	Paßt für dunkelhaarige Frauen von straffer Muskulatur, aber milder, weicher Gemütsart. Besonders während der Schwangerschaft, des Wochenbetts oder während des Stillens.
SILICEA	Skrofulöse Kinder, mit großen Bäuchen, schwachen Knöcheln und reichlichem Kopfschweiß. Überempfindlich; schlechter Ernährungszustand aufgrund mangelnder Assimilation.
SPONGIA	Helles Haar, schlaffe Muskulatur, fleischig, dick; Neigung zu Krupp.
SULFUR	Magere Menschen mit Hängeschultern, die gebeugt gehen und sitzen (gebeugter Gang, wie der eines alten Menschen).

THUJA	Das Haupt-Antipsorikum.
	Das haupt-antisykotische Mittel.
ZINCUM	Bei anämischen Patienten, zerebraler Erschöpfung; unfähig, Exantheme zu entwickeln.

Anhang

Verzeichnis der Symptomenbereiche

Abdomen 73
Allgemeinsymptome 171
Anus 81
Atmungsorgane 115
Augen 27
Auslösende Faktoren 185
Extremitäten 139
Fieber 153
Frost 153
Gehör 37
Gemüt XI
Geschlechtsorgane
 - männliche 99
 - weibliche 105
Gesicht 21
Hals 51
Harnwege 91
Haut 161
Herz 125

Knochen 167
Konstitution 193
Kopf 11
Magen 63
Modalitäten 185
Mund 51
Nacken 131
Nase 43
Nieren 91
Ohren 37
Puls 125
Respirationstrakt 115
Rücken 131
Schlaf 147
Schweiße 153
Sehvermögen 27
Stuhl 81
Temperament 193
Träume 147

Arzneimittelverzeichnis

Abies nigra 65
Abrotanum 83, 173
Acidum aceticum 93
Acidum benzoicum 53, 93
Acidum carbolicum 13
Acidum hydrocyanicum 65
Acidum hydrofluoricum 1, 29, 163, 169, 173
Acidum lacticum 93, 173
Acidum muriaticum 53, 83, 93, 155, 173
Acidum nitricum 45, 53, 83, 93, 101, 169, 173, 187, 195
Acidum oxalicum 117, 127, 173, 187
Acidum phosphoricum 1, 13, 75, 83, 93, 101, 127, 169, 173, 187, 195
Acidum picrinicum 1, 101, 173
Acidum sulfuricum 45, 173, 187
Aconitum 1, 23, 29, 53, 83, 93, 117, 127, 141, 155, 163, 173, 187, 195
Aesculus 83, 107, 133
Aethusa 1, 13, 23, 65, 147
Agaricus muscarius 23, 39, 45, 133, 141, 163, 174, 195
Agnus castus 101, 195
Ailanthus 53
Allium cepa 45, 117
Aloe 75, 83
Alumina 53, 65, 83, 93, 107, 133, 195
Ambra grisea 75, 107

Ammonium carbonicum 45, 107, 141, 195
Ammonium muriaticum 133
Amylinum nitrosum 13, 29, 127
Anacardium 1, 65, 84, 174
Angustura 169
Anthracinum 163
Antimonium crudum 2, 23, 29, 45, 53, 65, 84, 107, 117, 141, 155, 187
Antimonium tartaricum 23, 53, 65, 75, 93, 107, 117, 141, 149, 163, 174
Apfelessig 174
Apis 2, 13, 23, 29, 39, 45, 54, 65, 75, 84, 93, 118, 127, 141, 149, 155, 163, 174
Apomorphinum 65
Aranea diadema 195
Argentum metallicum 54, 101, 107, 118, 174
Argentum nitricum 2, 13, 29, 39, 54, 84, 127, 195
Arnica 2, 13, 23, 30, 45, 54, 66, 84, 94, 107, 118, 127, 155, 174, 187
Arsenicum album 2, 23, 30, 45, 54, 66, 75, 84, 94, 118, 141, 155, 163, 174, 187
Arum triphyllum 23, 45, 54, 118
Asa foetida 54, 66, 75, 107, 141, 169, 175, 195
Asarum 175
Asparagus 127

Aurum 3, 30, 39, 46, 149, 169, 195

Badiaga 118
Baptisia 3, 23, 54, 118, 149, 156
Barium 175
Barium aceticum 55
Barium carbonicum 39, 55, 75, 141, 195
Belladonna 3, 13, 24, 30, 55, 75, 94, 127, 133, 141, 149, 156, 163, 175, 187, 196
Berberis 76, 84, 94, 133, 196
Bismutum metallicum 3, 66
Borax 3, 14, 55, 94, 118, 175
Bovista 107
Bromum 46, 107
Bryonia 3, 14, 30, 46, 55, 66, 84, 107, 119, 142, 156, 163, 175, 188

Cactus grandiflorus 46, 127, 176
Caladium 101
Calcium carbonicum 3, 14, 30, 39, 55, 66, 76, 85, 108, 119, 142, 156, 169, 176, 188, 196
Calcium fluoratum 46
Calcium phosphoricum 4, 67, 85, 133, 170, 176
Calcium sulfuricum 176
Camphora 14, 24, 156, 188
Cannabis indica 4, 39, 94, 133
Cannabis sativa 94, 128
Cantharis 85, 94, 134
Capsicum 39, 55, 85, 95, 119, 156, 176, 188
Carbo animalis 108

Carbo vegetabilis 24, 39, 46, 55, 67, 76, 85, 108, 119, 142, 163, 177, 196
Caulophyllum 108, 142
Causticum 24, 31, 39, 55, 67, 85, 95, 108, 119, 149, 164, 177, 188, 196
Cedron 31, 156
Chamomilla 4, 14, 24, 67, 76, 85, 108, 119, 142, 149, 156, 177, 188
Chelidonium 24, 67, 76, 85, 95, 134, 177
Chimaphila umbellata 95
China 4, 14, 24, 39, 46, 56, 67, 76, 85, 101, 108, 120, 128, 142, 157, 164, 177, 189
Chininum sulfuricum 157
Cicuta virosa 4, 15, 24, 39, 134, 142, 177
Cimex 157
Cimicifuga 4, 15, 31, 108, 134, 142, 196
Cina 24, 31, 46, 56, 95, 120, 149, 157, 178, 189, 196
Cinnabaris 31, 101
Clematis 56, 101
Cobaltum 56, 134
Cocculus 15, 67, 76, 108, 134, 142, 149, 178, 189
Coccus cacti 120
Coffea 5, 15, 56, 150, 164
Colchicum 67, 85
Colocynthis 5, 68, 76, 86, 95, 142
Comocladia 31
Conium 15, 31, 39, 86, 95, 101, 108, 120, 143, 157, 178, 198, 196
Corallium rubrum 46, 101
Crocus 31, 47, 68, 109, 178

Crotalus horridus 31, 47, 157, 178, 196
Croton tiglium 77, 86, 101, 109
Cuprum metallicum 5, 16, 68, 77, 120, 143, 178, 189
Cyclamen 16, 32, 109

Digitalis 16, 56, 120, 128
Dioscorea 56, 77
Dolichos pruriens 164
Drosera 68, 120
Duboisia 32
Dulcamara 5, 16, 47, 77, 86, 95, 109, 143, 157, 164, 178, 189

Equisetum 95
Erigeron 47
Eupatorium perfoliatum 32, 47, 68, 120, 143, 157, 178, 197
Euphrasia 32, 47

Ferrum jodatum 109
Ferrum metallicum 16, 25, 56, 68, 77, 86, 109, 120, 128, 143, 158, 178, 189, 197
Ferrum phosphoricum 158

Gambogia 86
Gelsemium 16, 25, 32, 39, 47, 56, 86, 95, 102, 109, 128, 143, 150, 158, 189
Glonoinum 5, 16, 32, 128, 189
Graphites 17, 25, 32, 40, 86, 102, 109, 128, 143, 164, 197

Gratiola 86
Grindelia 120, 128

Hamamelis 47, 57, 96, 102, 143, 178
Helleborus niger 17, 57
Helonias dioica 96, 109, 134
Hepar sulfuris 5, 25, 32, 40, 57, 68, 86, 96, 102, 121, 158, 164, 178, 189
Hydrastis canadensis 56, 68, 86, 96, 102, 110
Hyoscyamus 5, 40, 102, 110, 121, 190
Hypericum 134, 179, 190

Ignatia 6, 17, 25, 57, 68, 87, 96, 110, 121, 143, 158, 179, 190, 197
Ipecacuanha 17, 69, 77, 87, 110, 121, 143, 158, 179
Iris versicolor 57, 69, 87

Jaborandi 33
Jatropha 87
Jodum 69, 110, 179, 197

Kalium bichromicum 17, 33, 47, 57, 69, 110, 121, 128, 179, 197
Kalium bromatum 6, 40, 128, 144, 150, 180
Kalium carbonicum 17, 33, 69, 77, 87, 110, 121, 128, 134, 150, 180, 190, 197

Kalium jodatum 121, 129, 170, 190, 197
Kalium nitricum 87, 121
Kalium sulfuricum 122, 180, 190
Kalmia 33, 129, 144
Kreosotum 57, 96, 110, 180

Lac caninum 57
Lac defloratum 17, 96
Lachesis 6, 33, 40, 48, 57, 87, 96, 110, 120, 129, 144, 150, 159, 164, 180, 190, 197
Lachnanthes 58, 135
Laurocerasus 69, 122, 129
Ledum palustre 33, 40, 144, 164, 180, 190
Leptandra 77, 87
Lilium tigrinum 6, 96, 110, 129
Lithium carbonicum 33, 129
Lobelia inflata 69, 129
Lycopodium 17, 33, 40, 48, 58, 69, 77, 94, 96, 102, 115, 135, 144, 159, 170, 180, 190, 197
Lyssinum 69, 87

Magnesium carbonicum 78, 87, 111
Magnesium muriaticum 88, 96, 129
Magnesium phosphoricum 69, 78, 180, 191
Manganum 122
Manganum aceticum 33
Medorrhinum 6, 181
Melilotus 48
Mercurius corrosivus 97, 102, 111

Mercurius cyanatus 88
Mercurius dulcis 40
Mercurius jodatus flavus 58, 102
Mercurius protojodatus 102
Mercurius solubilis 34, 40, 48
Mercurius vivus 25, 48, 59, 78, 111, 122, 144, 159, 165, 170, 191, 197
Mezereum 18, 25, 41, 144, 170
Murex 111
Myrthus communis 122

Naja tripudians 122, 129, 191
Natrium carbonicum 18, 48, 111, 144, 181
Natrium muriaticum (chloratum) 6, 18, 34, 58, 70, 88, 97, 102, 130, 135, 144, 150, 159, 181, 191
Natrium phosphoricum 70
Natrium sulfuricum 88, 102, 197
Nuphar 102
Nux moschata 9, 18, 70, 78, 88, 122, 130, 135, 150, 165, 181
Nux vomica 9, 18, 34, 48, 59, 70, 78, 88, 97, 111, 122, 135, 150, 159, 191, 198

Ocimum canum 97
Oleander 41, 88
Opium 7, 25, 78, 88, 97, 130, 150, 181

Pareira brava 97
Paris quadrifolia 18, 34, 135

Petroleum 7, 19, 41, 70, 97, 144, 165, 181, 191
Petroselinum 97
Phosphorus 7, 25, 41, 48, 59, 70, 78, 88, 103, 111, 125, 135, 145, 159, 165, 170, 181, 191, 198
Physostigma 34
Phytolacca 41, 59, 97, 111, 145
Platinum 8, 19, 25, 34, 89, 112, 135
Plumbum 8, 59, 78, 89, 145
Podophyllum 19, 59, 70, 78, 151, 159
Polyporus officinalis 159
Prunus spinosa 34
Psorinum 8, 19, 41, 89, 123, 160, 182, 198
Ptelea trifoliata 78
Pulsatilla 8, 19, 34, 41, 48, 59, 70, 78, 89, 98, 103, 112, 135, 145, 160, 182, 191, 198
Pyrogenium 182

Ranunculus bulbosus 165
Raphanus 89, 98
Rheum 182
Rhododendron 103, 136, 145, 191
Rhus toxicodendron 25, 35, 49, 60, 79, 89, 112, 130, 136, 145, 151, 160, 182, 192
Rumex crispus 123, 165
Ruta graveolens 35, 89, 170

Sabina 112, 136
Sambucus nigra 49, 160
Sanguinaria 19, 26, 123, 146, 160

Sarsaparilla 94, 98, 182
Scilla 123
Secale cornutum 90, 112, 136, 146, 160, 182, 192, 198
Selenium 90, 103
Senega 19, 123
Sepia 8, 19, 26, 35, 49, 60, 70, 79, 90, 98, 112, 123, 136, 160, 165, 182, 198
Silicea 8, 19, 35, 41, 60, 71, 79, 90, 113, 124, 136, 146, 160, 170, 183, 192, 198
Spigelia 20, 26, 35, 130
Spongia 60, 124, 130, 198
Stannum 20, 124
Staphisagria 8, 20, 35, 42, 60, 71, 79, 90, 98, 103, 124, 130, 136, 151, 183
Sticta pulmonaria 49, 146, 151
Stillinga silvatica 170
Stramonium 8, 20, 35, 60, 98, 113, 166, 183, 192
Sulfur 9, 26, 35, 42, 60, 71, 79, 90, 113, 124, 137, 146, 151, 160, 165, 183, 192, 198
Symphytum 183
Syphilinum 71, 113, 170, 183

Tabacum 71, 130
Tarantula 166, 184
Taraxacum 60
Tartarius emeticus 71
Tellurium metallicum 42
Terebinthina 60, 98
Teucrium marum 49
Theridion 20, 60, 71, 170
Thrombidium 192

Thuja 60, 79, 90, 103, 160, 166,
  184, 192, 199
Trillium pendulum 113
Tuberculinum 184

Urtica urens 166
Ustilago maydis 113

Valeriana 71
Veratrum album 9, 20, 26, 49, 71,
  90, 113, 137, 146, 160, 184
Veratrum viride 61, 130, 184
Viburnum opulus 113

Zincum metallicum 20, 35, 113,
  124, 130, 137, 146, 184, 192, 199
Zingiber 90, 98

Über den Autor

Nash wurde am 8.3.1838 in Hillsdale im Staat New York geboren. Die USA waren 62 Jahre alt und die Medizin der damaligen Zeit ging von gänzlich anderen Voraussetzungen aus als heute: Medizin war ein Handwerk; man (auch Nash) lernte es, indem man bei einem Arzt in die Lehre ging. Auf dem Land – und das war damals der „Wilde Westen" – gab es Medicine Shows, in denen Heilkundige – und die sich dafür hielten – im Rahmen von Zirkusvorstellungen Krankheiten diagnostizierten und die Medizin dafür herstellten und verkauften. Manchmal versuchten sie sich gleichzeitig als Regenmacher und Verkäufer von Blitzableitern. Immer aber stand – unabhängig von der Seriosität des Heilkundigen – neben der Vermittlung von medizinischer Information die Show, das „Infotainment", im Vordergrund – ein Stil, der amerikanische Lehrbücher so leichtgängig und immens lesbar macht.

Den erfrischenden Stil einer solchen Zeit hat Nash Zeit seines Lebens beibehalten, und ihn macht der Charme seiner Bücher aus.

Erst relativ spät begann Nash das Studium der Homöopathie (vermutlich als Folge einer an sich selbst erlebten homöopathischen Heilung einer Sehstörung) und erhielt 1874 sein Diplom als homöopathischer Arzt in Cleveland/Ohio.

Bis 1893 (oder 94) hörte man wenig von ihm; gelegentlich wurden Artikel in homöopathischen Zeitschriften veröffentlicht.

Dann erschien – angelehnt an Richard Hughes „Pharmacodynamics" die „Leitsymptome in der homöopathischen Therapie", auch heute noch ein homöopathischer Bestseller, der allein in den USA bis 1913 vier Auflagen erlebte.

Weitere Bücher folgten:
- 1901 »Lokale Leitsymptome«
- 1906 »Leitsymptome von Sulfur«
- 1907 »Wie nimmt man einen Fall auf?«
- 1908 »Leitsymptome bei Atemwegserkrankungen«
- 1910 »Zeugnisse der Klinik«

Eugene B. Nash starb 1918, hochgeehrt, erfolgreich aber immer bescheiden.

Über den Herausgeber

Dr. med. Jochen Schleimer
- Geboren 1947 in Berlin
- Studium und Staatsexamen 1973 in München
- Weiterbildung in Homöopathie und Naturheilverfahren 1975 und Facharztweiterbildung zum Arzt für Neurologie und Psychiatrie 1982
- Weiterbildungsermächtigter für Homöopathie der Bayerischen Landesärztekammer
- Autor und Herausgeber weiterer Werke: „Salze des Lebens", „Gesunde Kinder durch Homöopathie", „Naturheilkundliche Behandlung männlicher Sexualstörungen" und „Die Therapie mit homöopathischen Urtinkturen" sowie des Tonkassetten-Programms „Wort und Musik als Arznei"
- Seit 1982 in München als homöopathischer Nervenarzt niedergelassen